药食同源

技术与智造

主编 肖作为

副主编 陶晓军 管松滨 杨芳 周一苗 谭金飞

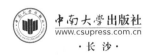

中南大学出版社
www.csupress.com.cn

·长沙·

序

"民以食为天"，千百年来，美食风格多种多样，表现形式七彩纷呈，绝不只是"食"一字可说。

中国人注重食之节气，注重二十四节气之上舌尖的养生。人们熟知的如清明食青团，大暑喝米糟，秋分吃螃蟹，冬至用萝卜……也有"冬至馄饨夏至面，咬春吃春卷，啃秋吃西瓜，谷雨采茶食香椿"这样的俗语。中国人的"吃货"本质从未改变。

食之养生不止于节气，更是生活常态。其用法多为日常常见食物，在中医理论指导下，利用食物的不同特性，以品类、重量等进行搭配，来预防疾病，或改善目前的疾病状态，谓之食疗。

在中国，远古时代就有"神农尝百草"的传说。由此，食疗在中国的历史地位可见一斑。先秦时期，我国的饮食疗法就已经有了比较丰富的理论知识，在《周礼·天官冢宰》医学分科中有记载，食医和疾医、疡医、兽医并列，"掌和王之六食、六饮、六膳、百羞、百酱、八珍之齐"。

《神农本草经》中记录药品有上、中、下三品，其中列为上品的大部分为谷、菜、果、肉等日常食品。中医素来有"药食同源"的说法，即食物、药物之间并无绝对的分界线。《淮南子·修务训》中有记载，即证明了神农时代对药、食二者并无绝对区分——神农"尝百草之滋味，水泉之甘苦，

1

令民知所避就。当此之时，一日而遇七十毒"。药、食同为入口之物，是药才有三分毒，余下毒性小之物即被列为我们日前常食用的食品。唐代孙思邈的著作《千金要方》中专列"食治"篇。其学生孟诜著《食疗本草》，继承了《千金要方》和《千金翼方》的精髓，总结了唐代之前的中医食疗成果，是世界上现存最早的食疗学专著。他在书中说"食物是药物，药物也是食物"的养生理念，现今也是我们遵循的宗旨。李时珍的《本草纲目》中收载了许多药膳方。他指出："饮食者，人之命脉也，而营卫赖之。故曰：水去则营竭，谷去则卫亡。"可见他对饮食结构的重视。李时珍还提出了"寓医于食"的观点，与"药食同源"观念相同，就是以食品为药，利用其价值调节生理平衡，从而达到调养身体"未病"病症、延年益寿之效。关于食补他在本书中举了很多例子，如豆芽"甘平无毒"，对"湿痹膝痛，五脏不足，脾胃气结积"有治疗作用，可以壮气力，润肌肤，益颜色，填骨髓，补虚损"；食用羊肉时不可吃太多，否则容易伤害脾胃等。

药，用之食，即为药膳。药膳是一种饮食调养，根据不同的需要，融合中医药学、营养学、食品科学的知识，按照一定的药膳配方，将中药与相应药用价值的食物按中医理论进行配伍，采用某种特殊食品烹饪方法，制作成有独特中药风味的有食疗作用的食品。药膳靓汤又是药膳中最易制作且药效发挥最强，药物成分溶解度、利用率最高，使用最为方便的一种食品，此又以广东为最佳。

以广东为代表，广东人对药膳的研究以口口相传、一户一方为特点，比如凉茶，每户有不同的药方和不同的功效。广东的饮食靓汤受季节和体质而进行部分调整，春食清淡、夏食甘凉、秋食生津、冬食温热；又如补血养颜、补肾养血可用莲藕排骨汤，若四肢冰冷，需驱寒补阴可食人参附子汤，如需止咳润肺、清热解毒，用银杏甘草炖蜜糖可调养病症。

中医很早就认识到食物不仅能提供营养，而且还能疗疾祛病。中国人的日常小到日常问候"您吃了吗"，大到人情送礼"吃人的嘴软"，中国人的生活从来离不开"吃"字。中国人"好吃"也"会吃"。

本书将通过临床营养与药食同源科技前沿、道地药材、新的制备方法和现代工艺、天然代谢产物、食品免疫探索、"大食品观"与现代生活、药食同源中的饮品的现状及发展趋势七个章节为大家详述目前食品科技前沿的最新工艺技术。

2023 年 2 月

前言

国以民为本，民以食为天，食以安为先。对食品，中国人一直怀有一种特殊的感情。2022年全国两会期间，习近平总书记参加联组会时强调"要树立大食物观"。而"大食物观"的基础是粮食，大多数专家认为，树立"大食物观"的出发点和落脚点，正是顺应了人民群众食物结构的变化趋势。现今，中国全面建成了小康社会，而小康社会与温饱社会，最大区别在于小康社会追求"吃得好"，温饱社会只求"吃得饱"。一个"好"字，一个"饱"字，让我们看到小康社会不论从生活质量上，还是从心理、心态上，都上了一个大的台阶。与此同时，食品安全卫生是维系我们整个人类世界永续生存和稳定发展的最基本的物质条件，也是实现社会发展、国家长久安定的一个根本构成要素。对当今世界任何一个国家，食品质量卫生及其健康安全保障问题永远都是一个上至国家领导人，下至广大普通社会百姓共同关注的世界性永恒的话题。如今，全球食品行业正经历深刻变革，中国食品行业进入供给侧结构性改革推进的关键时期，依靠科技创新实现转型升级。食品产业在转型创新和"健康中国2030"浪潮的共同推动下，正朝着全营养、高科技、智能化的方向快速发展。"以科技为内核，食品产业在传承与创新中向未来"，让老百姓吃得更安全、吃得更健康，是如今中国食品科技创新发展的重要使命。

药食同源是东方传统饮食文化的核心智慧。中医素来有药食同源的说法，即食物、药物之间并无绝对的分界线。《淮南子·修务训》中有过记载，即证明了神农时代对药、食二者并无绝对区分——神农"尝百草之滋味，水泉之甘苦，令民知所避就。当此之时，一日而遇七十毒"。唐代孙思邈的著作《千金要方》中专列"食治"篇。其学生孟诜著《食疗本草》，继承了《千金要方》和《千金翼方》的精髓，总结了唐代之前的中医食疗成果，是世界上现存最早的食疗学专著。李时珍的《本草纲目》中收载了许多药膳方。李时珍还提出了"寓医于食"的观点，与药食同源观念相同，就是以食品为药，利用其价值调节生理平衡，从而达到调养身体、未病先防、延年益寿之效。东方传统饮食文化在强调药食同源的同时，注重节律饮食与平衡膳食，正如《黄帝内经》所云"食饮有节，起居有常"。食物为天地之精华，大自然之馈赠，人类对食物的摄取，无论是数量还是种类，都应该有节、有律、有度、有衡。作为东方文明智慧的结晶，中国的传统饮食文化在很大程度上保障了中华民族的健康延续。

药食同源理念对社会大众的身体健康产生了深远的影响。随着现代人对养生领域的关注，药食同源理念及物质也呈现出新的发展形式。药食同源是我国人民在生产实践中对药物和食物关系的认识和概括，在中医药理论指导下应用于实践，药物和食物中代谢产物类型及比例的差异使得两者的性味及功效有异，进而使得食物侧重于养生、药物多用于治病。在药食同源理念的指导下，药食同源物质的概念也得到明确。药食同源物质本质为可食用的中药材，因兼具药食两用性，历来以食疗、食补和药膳等形式应用于医疗保健。近年来，我国相继发布了《中医药发展战略规划纲要（2016—2030年）》《关于促进中医药传承创新发展的意见》等，明确要结合现代科学技术研发保健食品并充分发挥中医药的特色优势。药食同源理念及对应物质也会以此为契机，实现更为深入的发展。另外，随着人们健康意识的不断提升，特别是新型冠状病毒感染出现以来，中药彰显出特色优势，在救治患者中发挥了重要作用，中医药在疾病防治过程中所展现出的疗效得到国际社会的高度认可和关注。因此，本书在药食两用市场的广大前景下，围绕"大食物观"的中心思想，就药食兼用资源综合开发利用的最新研究进展、临床营养与药食同源科技前沿、道地药材等方面加以概述，为药食兼用资源这一块领域开辟新的天地。

习近平总书记强调，近年来，互联网、大数据、云计算、人工智能、区块链等技术加速创新，其日益融入经济社会发展各领域全过程，数字经济发展速度之快、辐射范围之广、影响程度之深前所未有，正在成为重组全球要素资源、重塑全球经济结构、改变全球竞争格局的关键力量。食品行业是我国最大的民生行业之一。民以食为天，食以安为先，除了拒绝舌尖上的浪费，除了一起"晒空碗"，保障食品安全，还需要科技力量的注入，需要数字经济的推动。中国工程院院士、江南大学未来食品科学中心首席科学家陈坚认为，解决我国食品领域当前存在的问题和应对未来挑战需解决六个方面的问题，食品营养健康的突破，将成为食品发展的新引擎；食品物性科学的进展，将成为食品制造的新源泉；食品危害物发现与控制的成果，将成为安全主动保障的新支撑；绿色制造技术的突破，将成为食品工业可持续发展的新驱动；食品加工智能化装备的革命，将成为食品工业升级的新动能；食品全链条技术的融合，将成为食品产业新模式。不难发现，在此过程中，食品科学技术的发展是破局关键，食品产业应抓住大数据、人工智能、5G、元宇宙等技术创新突破的机遇，装上"智慧芯"以增强核心竞争力。近年来，中国电子集团、中国信通院、各地方政府以及诸多食品行业领先企业，正通过应用数字科技，为保障国家食品安全作出贡献。

据悉，2020年，湖南省亿元规模以上2685家食品企业（不含烟草）完成营业收入5274.1亿元，占全省规模工业营业收入的13.8%，比2015年提高1.1个百分点；湖南食品产业经济总量在全国的排名，"十二五"期末为第八位，"十三五"期间提至第七位。

盐津铺子食品股份有限公司董事长张学武认为，湖南食品工业具有快速成长为万亿产业的潜力。近年来，得益于湖南的粮食、油料、棉花、生猪、茶叶及水产品等主要农产品极其良好的资源禀赋，食品工业以产业结构调整和转型升级为主线，加快企业技术改造，着力推动企业兼并重组，大力推进食品工业企业诚信体系和食品质量安全体系建设，食品产业实现了持续平稳较快发展。"当前形势下，需要政府进一步加大对食品产业发展的扶持力度，促进传统食品工业向食品智能制造转型。"张学武认为，向食品智能制造转型就是要将先进技术综合应用于产品的生产销售过程，实现信息化、自动化、智能化生产，提升精深加工水平。因此，本书也同时从新的制备方法和现代工艺的角度介绍了食品智造的相关先进技术，助力食品产业由"食品制造"迈向"食品智造"。

本书由湖南中医药大学肖作为、常德市食品药品检验所杨芳、湖南振兴中药有限公司管松滨、湖南中医药大学湘杏学院(湘阴校区)周一苗、湖南师范大学陶晓军、湖南农业大学谭金飞编写。由于编者能力有限，难免有疏漏之处，还请各位读者、同仁指正。

编者

2023 年 2 月

目　录

第一章　临床营养与药食同源科技前沿　　　　　　　　　　／ 1

　第一节　食品科技前沿　　　　　　　　　　　　　　　　／ 1

　第二节　特殊人群营养　　　　　　　　　　　　　　　　／ 3

　第三节　常见疾病营养治疗　　　　　　　　　　　　　　／ 7

　第四节　基于大众感知视域下对转基因技术安全性的探讨　／ 19

　第五节　保健食品现状及发展趋势　　　　　　　　　　　／ 21

　第六节　食品安全及科技的发展趋势　　　　　　　　　　／ 24

第二章　道地药材　　　　　　　　　　　　　　　　　　　／ 27

　第一节　道地药材的概念与发展　　　　　　　　　　　　／ 27

　第二节　道地药材与传统集散地　　　　　　　　　　　　／ 32

　第三节　道地药材的质量分析与评价　　　　　　　　　　／ 38

　第四节　常用道地药材　　　　　　　　　　　　　　　　／ 46

　第五节　道地药材的研究现状　　　　　　　　　　　　　／ 47

第三章　新的制备方法和现代工艺　　　　　　　　　　　　／ 50

　第一节　微生物油脂发酵技术　　　　　　　　　　　　　／ 52

　第二节　压榨膨化技术　　　　　　　　　　　　　　　　／ 55

　第三节　食品绿色加工的技术初探　　　　　　　　　　　／ 62

　第四节　酵素产品研究　　　　　　　　　　　　　　　　／ 66

第五节　冰温技术在食品贮藏中的应用　　　　　　　　　/ 70

第四章　天然代谢产物　　　　　　　　　　　　　　　　/ 74

第一节　糖和多糖类化合物的结构特点与性质　　　　　　/ 74

第二节　黄酮类化合物的结构特点与性质　　　　　　　　/ 89

第三节　甾体和甾体皂苷类化合物的结构特点与性质　　　/ 97

第四节　萜类化合物的结构特点与性质　　　　　　　　　/ 106

第五节　生物碱类化合物的结构特点与性质　　　　　　　/ 110

第六节　苷类化合物的结构特点与性质　　　　　　　　　/ 115

第七节　醌类化合物的结构特点与性质　　　　　　　　　/ 125

第五章　食品免疫探索　　　　　　　　　　　　　　　　/ 138

第一节　营养与免疫　　　　　　　　　　　　　　　　　/ 138

第二节　疾病与免疫预防　　　　　　　　　　　　　　　/ 147

第三节　食物不良反应与食物过敏　　　　　　　　　　　/ 165

第四节　免疫技术原理及使用　　　　　　　　　　　　　/ 170

第六章　"大食物观"与现代生活　　　　　　　　　　　 / 175

第一节　什么是"大食物观"　　　　　　　　　　　　　 / 175

第二节　"大食物观"下的食品行业发展　　　　　　　　 / 175

第三节　"大食物观"下食品科技在保健食品上的应用　　 / 176

第四节　"大食物观"下粮食的安全健康问题与发展策略　 / 178

第五节　"大食物观"下食品的安全健康与可持续发展　　 / 179

第六节　未来食品的种类　　　　　　　　　　　　　　　/ 180

第七章　药食同源中的饮品的现状及发展趋势　　　　　　/ 184

第一节　药茶与药酒的概念与发展　　　　　　　　　　　/ 184

第二节　药茶与药酒的分类及功效　　　　　　　　　　　/ 192

第三节　药茶与药酒的注意事项及前景展望　　　　　　　/ 197

参考文献　　　　　　　　　　　　　　　　　　　　　　/ 202

第一章

临床营养与药食同源科技前沿

第一节 食品科技前沿

食品产业是"利为耕者谋，福为食者造"的民生产业，关系到老百姓的生命安全和身体健康。守护"舌尖上的安全"、提升"餐桌上的营养"，让百姓吃得更放心、更健康，是践行"以人为本"发展理念的具体体现，也是我们食品专业人员的天职使命。

一、我国食品科技现状

我们可以发现，全球食品行业正经历深刻变革，我国食品产业在转型创新和"健康中国2030"浪潮的共同推动下，正朝着全营养、高科技、智能化的方向快速发展，让老百姓吃得更安全、更健康，成为中国食品科技创新发展的重要使命。

二、食品科技发展问题

展望未来的食品发展，充满"机遇与挑战"。据估计，随着人口的增长，到2050年人类所需蛋白质增量为30%~50%。因此，应大力发展微生物蛋白、微藻蛋白、虫体蛋白等替代蛋白。未来的食品基于合成生物学、物联网、人工智能等技术，将有效解决食品供应与品质、食品安全与营养、饮食模式与精神享受等多个方面的问题。

(一) 我国传统发酵食品问题

我国传统发酵食品普遍存在一些问题,如自动化程度不高、工艺控制受限、健康因子研究不够等。为了解决这些问题,我们需要以味觉、健康为导向,以科技为驱动,搭建一个高效的智造制作平台,明确发酵过程中关键微生物在营养和风味物质代谢、生产工艺水平、提高产品质量等方面的作用机理。

(二) 乳糖不耐受问题

随着消费者对健康愈加关注,消费市场出现了更加细分的健康需求。《春雨医生×活润 2021 国民肠道健康白皮书》指出,有超过 90% 的人正在遭受或经历过肠胃不适症状。《2021 年中国奶商指数报告》显示,约 1.9 亿中国人声称自己出现乳糖不耐受症状,其中 65.7% 的人认为只要乳糖不耐受就不能喝奶。

(三) 益生菌问题

益生菌对肠道健康的重要性,已经得到了广大消费者的认可,其中益生菌产品最关键的质量指标之一——活菌数,也正逐渐受到各大品牌方的重视。基于益生菌可能在制造、运输和消化过程中死亡,瑞士制造商 Omya International AG 开发了一种新的解决方案,以改善益生菌在抵达肠道之前的稳定性和存活率。方案中所提及到的新产品溶液,在体外消化过程中,现已被证明是一种有效的稳定剂,同时可采用喷雾干燥等工艺对其进行加工,以延长新产品溶液的保质期,从而较好地保存益生菌。

(四) 减糖、零糖问题

元气森林掀起了国内无糖热潮,零糖、控糖、抗糖等热词体现了人们对健康孜孜不倦的追求。Foodaily 发布的 2020 年技术盘点文章总结了全球减糖技术的三个方向。

(五) 保鲜技术问题

生鲜在零售市场占据着举足轻重的地位。新鲜是生鲜食品的灵魂,所以在运输和存放的时候特别要注意保鲜。

(六)光谱技术及比色传感技术

针对家庭中存在的浪费现象,机器人制造商 Simbe 推出了 Tally 3.0 机器人,其可以对农产品、肉类等进行光谱成像,并可对其新鲜度进行检测。对农产品,可以指出农产品成熟度的百分比,也可以判定水果或蔬菜有没有腐烂、破损或擦伤等现象。

(七)植物性肉类食品

2021 年,植物肉月饼、植物肉麻薯、植物金枪鱼等植物肉类产品,在中国市场上崭露头角。据欧睿国际预测,中国人造肉市场规模到 2023 年将达到130 亿美元,几乎占了全世界的半壁江山。食材公司 Kerry 在 2019 年发布的一份关于美国植物性肉类的研究报告中指出,在植物替代食品获得消费者青睐的问题上,口味与质构仍然是第一大拦路虎。

(八)藻类植物蛋白技术

近年来,藻类已成为一种新的植物蛋白来源,能够满足制造商和消费者的需求。在任何地方都可以大量生产,并且低碳、高营养。

(九)细胞培养性肉类技术

与植物性肉类不同的是,细胞培养性肉类以动物肌肉、脂肪等细胞为原料,大规模、低成本地在动物体外进行细胞培养。细胞培养肉与植物肉相比,技术壁垒较高、商品化周期较长,但能较好地还原动物肉的口感。

第二节　特殊人群营养

一、婴幼儿营养

(一)生理特点

婴幼儿包括婴儿和幼儿 2 个特殊年龄阶段。出生后到 12 个月的宝宝处于婴儿期，1~3周岁的宝宝处于幼儿期。婴幼儿最大的生理特点是生长发育迅速，对营养的需求较高。但各器官的发育不成熟，功能不完善。若喂养稍有不慎易引起其消化功能紊乱和营养缺乏。

(二) 营养需要量及摄入量

婴幼儿生长发育迅速，代谢旺盛，活动量大，对各种营养素的需要量相对高于成人。膳食中营养素的供应充足与否直接关系到婴幼儿体格与智力的发育，且对其成年后的身体素质和慢性疾病的预防产生重要影响。

与成人不同，婴幼儿的能量消耗除包括基础代谢、体力活动、食物特殊动力作用外，还包括生长发育和排泄。其中基础代谢消耗的能量最多，约占每日所需总能量的60%。婴幼儿所需要的能量随年龄增长、生长速度变化而改变，1岁内最高，1岁以后逐渐降低。体力活动耗能个体差异较大，活泼好动的婴幼儿相较于年龄相仿的安静孩子，需要高出3~4倍的能量。排泄耗能约为基础代谢能量的10%。不同年龄婴幼儿的能量推荐摄入量：婴儿期（不分性别）为950 kcal/d（1 cal=4.184 J）；1~2岁的男孩为1100 kcal/d，女孩为1050 kcal/d；2~3岁的男孩为1200 kcal/d，女孩为1150 kcal/d。

二、学龄前儿童营养

(一) 生理特点

学龄前儿童是指3岁以后到6~7岁入小学前。与婴幼儿期相比，此期儿童生长发育速度放缓，脑及神经系统发育持续并逐渐成熟。而与成人相比，此期儿童仍然处于快速生长发育的时期。

(二) 营养需要量及摄入量

学龄前儿童能量消耗包括基础代谢、体力活动、食物特殊动力作用和生长发育4个方面。

中国营养学会推荐学龄前儿童能量的推荐摄入量（RNI）为1300~1700 kcal/d，男童稍高于女童。其中脂肪提供的能量相对减少，由1岁时占总能量的35%~40%，逐渐减少至6岁时接近成人推荐值，占总能量比为25%~30%；蛋白质供能比为14%~15%；碳水化合物供能比为50%~60%。

三、学龄儿童营养

(一)生理特点

学龄儿童指的是从 6~7 岁入学起到 12~14 岁进入青春期之前。此期是人一生中生长发育较平稳的阶段。每年体重增加 2~3 kg，身高可增高 4~7 cm。但各系统器官的发育快慢不同，神经系统发育较早，生殖系统发育较晚，皮下脂肪年幼时较发达，肌肉组织到学龄期才发育加速。

(二)营养需要量及摄入量

学龄儿童生长发育较快，基础代谢率高，活泼好动，体力脑力消耗大，所需的能量接近成人。一般情况下，11 岁学龄男童摄入的能量不低于从事轻体力活动的父亲，而女童不低于母亲。

四、青少年营养

(一)生理特点

青春期是人生的第二生长发育高峰期，相当于初中和高中阶段。

青春期生长发育以体格第二次突增开始，女孩的突增期开始于 10~12 岁，男孩较女孩晚，突增期开始于 12~15 岁。青少年身高每年可增高 2~8 cm，个别可达 12 cm；体重每年增加 2~5 kg，个别可达 10 kg。

青少年在性激素作用下，生殖器官逐渐发育成熟，第二性征出现。青少年常常表现为半幼稚、半成熟状态。智力和认知能力明显提高，抽象思维能力加强、思维活跃度、记忆力增强。个性特点方面：自我意识增强，对父母的依赖减少，易受周围同学的影响。

(二)营养需要量及摄入量

同年龄男生和女生，在儿童时期，对营养素的需要性别差异很小，；从青春期开始，男生和女生对营养素的需要出现较大的差异。

青少年的能量处于正平衡状态，对能量的需要量与生长发育速率相一致。14 岁以上的青少年能量推荐摄入量，即男、女青少年推荐摄入量（RNI）分别为

2900 kcal/d、2400 kcal/d，超过从事轻体力活动成年男女 17% 左右；16 岁的青少年对能量的需要量甚至超过中等劳动强度的成年人。

五、老年人营养

(一)生理特点

按照国际规定，65 岁以上的人确定为老年人；在中国，60 岁以上的公民为老年人。随着社会老龄化的日益加重，中国的老年人越来越多，所占人口比例也越来越高。老年人摄入合理营养有助于延缓衰老、促进健康和提高生命质量。

随年龄增长，合成代谢率降低，分解代谢率增高，尤其是蛋白质的分解代谢率大于合成代谢率。基础代谢率降低，基础代谢率以每 10 年减少 5% 的趋势逐渐下降，体内瘦体组织减少而脂肪组织增加，使体成分发生改变。

同时，细胞数量的减少，必然引起全身各系统和器官功能衰退和下降。器官功能衰退的程度在不同老年人中差异较大。

(二)营养需要量及摄入量

老年人基础代谢量降低，再加上体力活动减少，对能量的需要降低。膳食能量的摄入主要以体重来衡量，以能维持能量平衡、达到并维持理想体重为宜。

六、孕妇与乳母营养

(一)生理特点

孕妇是指处于妊娠特定生理状态下的人群。为适应和满足胎儿在宫内生长发育的需要，母体自身会发生一系列生理变化。

妊娠期，内分泌系统的主要改变是妊娠相关激素水平的变化。怀孕后，母体分泌的性激素发生变化，在受精卵着床后，月经周期停止，绒毛膜促性腺激素在 8~9 周时分泌量达到高峰，黄体分泌的黄体酮刺激子宫内膜形成胎盘，随后，胎盘分泌绒毛膜生长素与雌激素并在整个孕期保持持续分泌。

同时受高水平雌激素的影响，妊娠期妇女易出现牙龈炎和牙龈出血；胃肠平滑肌张力下降，贲门括约肌松弛，消化液分泌减少，易出现恶心、呕吐、消化不良、便秘等妊娠反应。另外，消化系统功能的上述改变，延长了食物在肠道中的停留时间，增加了钙、铁、维生素 B 及叶酸等营养素在肠道的吸收。

妊娠期母体体重平均增加 11~12.5 kg。增加的体重包括两部分：一是妊娠相关产物，如胎儿、胎盘和羊水；二是母体自身组织的增长，如血液和细胞外液的增加，子宫和乳腺的增大，以及为泌乳而储备的脂肪和其他营养物质。

(二)营养需要量及摄入量

适宜的能量对孕妇机体及正在发育的胎儿都很重要。孕妇除了维持自身所需能量外，还要负担胎儿的生长发育，以及胎盘和母体组织增长所需要的能量。中国营养学会对孕中、晚期孕妇所需能量推荐摄入量（RNI）为，在非孕妇女能量推荐摄入量的基础上每日增加 200 kcal。

第三节　常见疾病营养治疗

在疾病状态下，多种原因会导致患者出现营养不良：如患者无法正常进食；机体的食物消化吸收功能出现障碍；疾病导致机体分解代谢增强，造成蛋白质、脂类、碳水化合物过度消耗。营养不良常导致疾病进一步恶化，同时也使患者接受手术或药物治疗的耐受力严重下降，给治疗带来极大的困难。因此，包括医疗、护理、营养和心理等多方面密切结合的综合治疗才能获得好的疗效。许多疾病需要营养治疗，甚至有些疾病或在疾病的某些阶段，营养治疗成为主要的治疗手段。

一、呼吸系统疾病营养治疗

(一)肺炎

肺炎是一种呼吸系统常见病和多发病，指终末气道、肺泡和肺间质的炎症，根据病原生物学可分为细菌性肺炎、病毒性肺炎、真菌性肺炎、立克次体肺炎及衣原体肺炎等多种形式。

1. 营养与疾病的关系

肺炎患者由于感染、营养摄入不足或吸收不良等原因易造成机体代谢紊乱，出现营养不良，营养不良可能造成呼吸肌功能、通气功能、肺部免疫和防御能力降低，导致发病。

疾病本身原因和治疗因素可导致机体处于高代谢状态，能量消耗增加，蛋白质分解代谢增强，导致机体免疫功能低下，从而加重感染。当脂肪贮备耗尽时，蛋白质的丢失加快，另外，由于感染、营养摄入减少、吸收不良或腹泻均可导致多数矿物质和维生素缺乏，尤其是钙、锌、硒、维生素 A、B 族维生素及维生素 C 等的缺乏。

2. 营养治疗原则

高热造成患者能量消耗增加，因此能量供给每日以 2000~2400 kcal 为宜。发热及频繁咳嗽，导致患者食欲减退，脂肪类食物摄入应适当限制，应给予清淡易消化的食物；应供给充足的蛋白质，以 1.5 g/(kg·d) 为宜，其中优质蛋白质比例保证在 1/3 以上，以提高机体抗病能力；碳水化合物摄入量以占总能量 50%~60% 为宜。

患者易出现酸碱失衡，因此供给足量矿物质有助于纠正水电解质失调。例如，给予虾皮、奶制品等高钙食物；给予含铁丰富的食物，如动物内脏等；给予牛肝、芝麻酱、猪肉等含铜高的食物。

同时应保证每日提供 2000 mL 矿物质水，以纠正水电解质失调，同时利湿化痰，及时排痰。并注意补充各种维生素，尤其是维生素 A、维生素 C 及 B 族维生素。

膳食纤维摄入不应过多，尤其应限制不溶性膳食纤维，因为摄入过多膳食纤维后，患者会出现缺氧、呕吐、腹泻，甚至肠麻痹等症状，严重时可能会导致消化道出血。

(二) 支气管哮喘

支气管哮喘是一种常见的变态反应性疾病，简称哮喘。本病是由多种细胞（如嗜酸性粒细胞、T 细胞等）和细胞组分参与的气道慢性炎症及其相伴随的气道高反应性引起的反复发作的喘息、呼吸困难、胸闷和咳嗽，常在夜间和

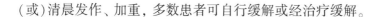

(或)清晨发作、加重，多数患者可自行缓解或经治疗缓解。

1. 营养与疾病的关系

当患者哮喘发作时，常常导致进食困难，影响营养素的吸收，严重者可发生营养不良。另外，长期服用皮质激素、抗生素或茶碱类药物等因素均可刺激胃肠道黏膜而导致消化功能紊乱，影响营养素的吸收、氧化和利用。哮喘患者往往会有情绪变化，如焦虑、恐惧，使机体处于高度应激状态，内分泌紊乱，能量消耗增加，发作期更高。另外，经过研究 ω-3 多不饱和脂肪酸可降低脂类介质的作用，抑制迟发反应。维生素 C 可降低哮喘患者气道对运动或乙酰胆碱吸入反应，减轻哮喘发作。镁有轻微的扩张支气管作用。

2. 营养治疗原则

患者出现哮喘症状时，密切观察日常饮食中有无致敏因素，调整饮食结构，去除致敏食物。

轻症哮喘者：发作时应摄入流质或半流质食物，能量及营养素供给量可稍低于正常人需要量，经口摄入不足者可通过肠外营养的方式摄入营养。缓解期，能量及营养素需要量与正常人相同，摄入普食即可。

重症哮喘者：能量供给量可按 30~35 kcal/kg 或 BEE_x 应激系数计算。

适量的蛋白质可改善患者营养不良状况，但过量会增加耗氧量，使症状加重或不利于患者康复。蛋白质每日摄入量以占总能量 14%~18% 为宜，优质蛋白质应占 2/3。足量的脂肪可减少高碳水化合物负荷、节省蛋白质、促进脂溶性维生素吸收。高脂饮食可降低二氧化碳分压与每分钟通气量，避免摄食后发生呼吸急促。每日脂肪摄入量应占总能量的 32%~36%，以植物油为主；大量的碳水化合物摄入，可引起高血糖症，继而引起胰岛素分泌增多，导致出现(或加重)呼吸肌无力。因此，哮喘患者每日碳水化合物的供能比例不宜超过 50%，而且应避免过快、过多地进食纯碳水化合物类食物；据研究盐摄入过多与支气管哮喘有关。故哮喘患者每日食盐摄入量不应超过 5 g。另外，镁可直接作用于支气管平滑肌，引起气道扩张。同时注意补充具有抗氧化作用的微量元素硒；注意补充维生素 A、维生素 C、维生素 E 及胡萝卜素等，它们能够清除机体产生的氧自由基，从而减少支气管平滑肌的痉挛，预防支气管哮喘的发作。

(三)慢性阻塞性肺疾病

慢性阻塞性肺疾病(chronic obstructive pulmonary disease, COPD)是呼吸系统常见病和多发病,是一种以气道气流受限为特征的呼吸道疾病,呈进行性发展,与肺部对有害颗粒物质或有害气体引起的异常炎症反应有关。当慢性支气管炎和肺气肿患者,肺功能检查出现气流受限且不能完全可逆时,即可诊断为COPD。COPD多发于中老年人,因长期的慢性呼吸困难、反复发生的肺部感染及营养不良,而严重影响患者的日常生活、甚至危及生命。

1.营养与疾病的关系

COPD患者由于呼吸肌负荷增加,基础能量消耗(BEE)较正常人增高。由于心肺功能不全和进食活动受限,限制了营养成分的摄取。茶碱及广谱抗生素等药物对胃黏膜的刺激也影响患者的食欲和胃肠功能,进而影响患者正常进食。由于患者长期缺氧,高碳酸血症和心功能不全,胃肠道淤血使胃肠道正常菌群失调,影响食物的消化、吸收和利用,易引起多种营养素缺乏病。由于感染、细菌毒素、炎性介质、缺氧、焦虑等引起机体代谢及内分泌紊乱,使患者处于严重的应激和高分解状态,能量消耗和尿氮排出量显著增加。多种炎症因子导致蛋白质分解增加,常用的激素类药物对蛋白质合成又有抑制作用,进一步导致蛋白质—能量营养不良,免疫功能低下,造成恶性循环。

2.营养治疗原则

对缓解期的COPD患者,可采用以口服营养物质为主的方案。对某些口服困难的呼吸衰竭患者可采用肠内营养,少数患者需采用短期肠外营养的方式进行营养供应。COPD患者的饮食、营养治疗的原则是高蛋白、高脂肪、低碳水化合物、易消化,减轻胃肠道负担,避免过量二氧化碳产生。能量消耗计算公式:每日能量=基础能量消耗(BEE)×活动系数×体温系数×应激系数×校正系数。

式中活动系数为卧床1.2,下床轻度活动1.25,正常活动1.3;体温系数为38℃取1.1,39℃取1.2,40℃取1.3,41℃取1.4;应激系数为体温正常1.0,发热1.3;校正系数为男性1.16,女性1.19。

二、心脑血管系统疾病营养治疗

(一)原发性高血压

高血压是以体循环动脉压升高为主要临床表现的心血管综合征。根据《中华人民共和国卫生部心血管病防治研究中心高血压联盟》2005年公布的《中国高血压防治指南》，高血压的诊断标准：在未用降压药的情况下，收缩压≥140 mmHg(1 mmHg≈0.133 kPa)和/或舒张压≥90 mmHg。

广义的高血压可分为原发性高血压和继发性高血压两类。95%以上的高血压病因不明，称为原发性高血压；5%以下的病因明确，即血压升高是某些疾病的一种症状，称为继发性高血压。原发性高血压是最常见的心血管疾病，患病率高、病死率高，可引起心、脑、肾并发症，是冠心病、脑卒中的主要危险因素。血压水平与心血管疾病的危险程度呈正相关。

1.营养与疾病的关系

(1)钠：流行病学观察和营养干预都说明食盐的摄入量与高血压病呈显著相关。食盐摄入量高的地区，高血压患病率也高，限制食盐摄入量可改善血压。爱斯基摩人每日食盐摄入量为4 g左右，高血压患病率低；日本北部居民食盐摄入量达26 g/d，高血压患病率为40%。肾性高血压可因钠的影响而恶化，减少钠摄入可改善症状。高血压病死者，动脉壁钠和水的含量明显高于正常人。钠摄入与血压的反应存在个体差异，表现出种族、年龄等方面的差异。另外，膳食电解质对血压的影响是一个综合效应，当钙的摄入水平较低时，膳食钠及钠/钾比值对血压的影响更为显著。

(2)能量：肥胖作为一种病，是与高血压相伴行的。肥胖者高血压发病率比正常体重者显著增高，临床上多数高血压病患者合并有超重或肥胖。而限制能量摄取，使体重减轻后，血压就会有一定程度降低，有数据显示，体重平均减轻9.2 kg，收缩压可降低6.3 mmHg，舒张压可降低3.1 mmHg。

(3)蛋白质：研究显示，优质蛋白质的摄入量与血压呈负相关。蛋白质与血压相关的可能机制：①蛋白质摄入量的增加可以在短期内导致肾血流量、肾小球滤过率及排钠增加，随即可产生肾体积、肾血流量、肾小球滤过率增加的长期作用；②膳食蛋白质，对儿茶酚胺代谢的影响；③L-精氨酸是氮氧化物的细胞来源,通过影响氮氧代谢过程,而影响血压调节;④影响使肌肉收缩兴奋的氨基酸受体及作用于组成细胞钠、钾、钙通道的蛋白质,对血压有调节作用。

(4)脂肪和胆固醇:脂肪摄入过多,可引起肥胖症和高血压症。高脂肪高胆固醇饮食容易导致动脉粥样硬化对高血压病防治不利。

(5)其他营养素:维生素 C 和 B 族维生素,具有改善脂质代谢,保护血管结构与功能的作用;茶叶中的茶碱和黄嘌呤等,有利尿降压的作用。

2.营养治疗原则

适当限制钠盐的摄入,高血压患者可根据病情给予不同程度的限钠膳食,1 级高血压患者或有高血压家族史者每日食盐 3~5 g,2 级高血压患者每日食盐 1~2 g,3 级高血压或急进型高血压患者应食用无盐膳食;控制能量摄入,体重与血压、体重变化与血压变化之间的强相关表明,达到并维持理想体重是防治高血压的关键策略;减少脂肪及胆固醇摄入,补充适量优质蛋白质,多选择鱼类、大豆及其制品作为蛋白质来源,对防治高血压与脑卒中有利;保证摄入充足的维生素、矿物质,尤其是适当增加钙、钾的摄入;限制饮酒,过量饮酒会增加高血压、脑卒中等病的危险,而且饮酒可增加对降压药物的抗性,故提倡高血压患者以不饮酒为宜。

(二)高脂血症

高脂血症指血浆中的胆固醇和(或)甘油三酯等浓度增高。由于血浆中的脂类不能游离存在,而是要与载脂蛋白结合成脂蛋白,才能在血液中被运输,并进入组织进行代谢。高脂血症实际上是血浆中某一类或某几类脂蛋白水平异常的表现,严格说来应称为高脂蛋白血症。近年来,已逐渐认识到血浆中高密度脂蛋白胆固醇(HDL-C)降低也属于血脂代谢紊乱。

1.营养与疾病的关系

高脂肪膳食,易导致血浆中胆固醇水平升高。脂肪不仅能促进胆汁分泌,还能促进胆固醇在黏膜细胞中进一步参与形成乳糜微粒、转运入血,从而使血浆胆固醇水平升高;蛋白质的构型和氨基酸组成均可影响血脂代谢;碳水化合物摄入过多,会促进肝脏利用多余的碳水化合物合成甘油三酯,引起血浆中 VLDL 和甘油三酯含量升高,且降低 HDL;维生素 C 能参与胆固醇代谢,促进肝脏胆固醇转化为胆汁酸排出，降低血胆固醇水平；维生素 E 能降低血浆中 LDL 的水平和阻止 LDL 氧化，增加 HDL 水平；缺钙会引起总胆固醇和甘油三酯水平升高；镁能改善脂质代谢；缺铬可引起糖代谢和脂类代谢紊乱，补铬可降低甘油三酯、总胆固醇和 LDL 水平，并提高 HDL 的含量；碘可减少胆固醇在动脉壁的沉积。

2. 营养治疗原则

控制能量摄入，达到并维持理想体重。控制总能量摄入，限制膳食脂肪尤其是饱和脂肪和胆固醇，缓解血脂异常。适当增加运动量，控制体重在理想体重范围；限制膳食胆固醇摄入，胆固醇摄入量每日不超过 300 mg。高胆固醇血症患者，胆固醇摄入量应小于 200 mg/d；限制脂肪摄入量，全日食物和烹调油所供给的脂肪总量占总能量的 20%~25%，并以富含不饱和脂肪酸的食物为主要脂肪来源，多不饱和脂肪酸虽有降血脂的作用，但其不饱和键易氧化而产生过氧化物，对健康不利，故也不宜过量摄入。一般膳食的饱和脂肪酸、单不饱和脂肪酸和多不饱和脂肪酸比例以 1:1:1 为宜；摄入适量的蛋白质和碳水化合物，蛋白质摄入量以占总能量的 13%~15% 为宜，多选择大豆蛋白，其有较好的降血脂作用，甘油三酯血症患者，碳水化合物占比应减少至总能量的 50%~55%；宜适当增加膳食纤维的摄入，多吃新鲜蔬菜和水果，植物性食物中的谷固醇和膳食纤维可以影响机体对胆固醇的吸收，从而降低胆固醇水平；少饮酒、多喝茶，茶叶含茶多酚等成分，能降低胆固醇在动脉壁的沉积、抑制血小板凝集、促进纤溶酶活性、抗血栓，酒会促进肝脏合成更多的内源性甘油三酯和 LDL，应少饮。

(三)动脉粥样硬化

动脉粥样硬化是累及体循环系统从大型弹力型(如主动脉)到中型肌弹力型(如冠状动脉)动脉内膜的疾病。其特征是动脉内膜存在散在的斑块，严重时这些斑块也可以融合。每个斑块的组成成分不同，胆固醇和胆固醇酯是基本成分。动脉粥样硬化可引起冠心病、脑卒中、动脉瘤和外周血管病，是威胁人类健康的常见疾病。

1. 营养与疾病的关系

大量流行病学研究表明，饮食时脂肪摄入的总量，尤其是饱和脂肪酸摄入量与动脉粥样硬化发病率呈正相关。单不饱和脂肪酸能降低血清总胆固醇和 LDL 水平，且不降低 HDL 水平。多不饱和脂肪酸中的二十碳五烯酸和二十二碳六烯酸具有明显降低甘油三酯、血浆总胆固醇水平和增加高密度脂蛋白水平的作用；二十碳五烯酸还有较强的抗血小板凝集作用，对预防血栓形成有重要意义。反式脂肪酸与饱和脂肪酸一样可增加 LDL 水平，同时还可降低 HDL 水平。

动物实验观察证明，增加胆固醇的摄入，可使血清胆固醇浓度升高。磷脂是强乳化剂，能使血液中胆固醇颗粒变小，并保持悬浮状态，这有利于胆固醇透过血管壁被组织利用，使血液中胆固醇浓度减少，降低血液黏稠度，避免胆固醇在血管壁沉积，故有利于防治动脉粥样硬化。

2. 营养治疗原则

总的治疗原则是减少能量摄入，控制体重，减少脂肪总量及饱和脂肪酸和胆固醇的摄入量，增加多不饱和脂肪酸摄入量，限制单糖、双糖摄入，供给适量的维生素和矿物质。

维持能量平衡，达到并维持理想体重；减少脂肪和胆固醇摄入，脂肪宜占总能量的25%以下，以植物脂肪为主，使饱和脂肪酸、不饱和脂肪酸比值结果为 1～1.5。每日胆固醇摄入限制在 300 mg 以下；碳水化合物宜占总能量的60%左右，少用蔗糖和果糖，多吃粗粮；蛋白质宜占总能量的 10%～15%，动物蛋白质摄入过多时，往往动物性油脂和胆固醇也相应增加，因此可适当增加植物蛋白质摄入量，多食用大豆及其制品；摄入充足的维生素和矿物质，多种维生素和矿物质可通过调节血脂、抗氧化作用、降低血压等途径预防或减轻动脉粥样硬化；保证膳食纤维的摄入，膳食纤维可减少胆固醇吸收，调节脂质、糖类代谢。

三、消化系统疾病营养治疗

(一)慢性胃炎

慢性胃炎是指由不同病因引起的慢性胃黏膜炎症,一般无胃黏膜糜烂,病理特点以淋巴细胞和浆细胞的黏膜浸润为主。根据内镜观察,慢性胃炎可分为非萎缩性(浅表性)胃炎及萎缩性胃炎两类;根据病变分布可分为胃窦炎、胃体炎、全胃炎(以全胃炎胃窦为主或全胃炎胃体为主)。

1.营养与疾病的关系

长期食用或饮用粗糙或刺激性等对胃黏膜有损伤的食物如粗粮、烫食、咸食、浓茶及酒,服用非甾体抗炎药,进食时间无规律,咀嚼不充分等原因均可影响正常进食和消化吸收功能,均能破坏胃黏膜屏障,易导致慢性胃炎,造成或加重营养不良状态。

另外,食物中含有过多硝酸盐、吸烟、饮酒过度,经常食用霉变、腌制、熏烤和油炸食物,均可增加慢性胃炎甚至胃癌发生的危险性。

2.营养治疗原则

对慢性胃炎的治疗首先应去除病因,对幽门螺杆菌感染者应先给予灭菌治疗。营养治疗的原则包括培养良好的饮食习惯,戒烟酒,避免食用对胃黏膜有强烈刺激的饮食和药物,饮食定时定量、细嚼慢咽。并根据不同的病程和症状,提供适宜的能量和营养素,维持合理的营养状况,促使疾病康复。

(二)消化性溃疡

消化性溃疡是指在各种致病因子的作用下,黏膜发生的炎症与坏死性病变,病变深达黏膜肌层,常发生在和胃酸分泌有关的消化道黏膜,其中以胃溃疡、十二指肠溃疡最为常见。

1.营养与疾病的关系

消化性溃疡的发生、发展与膳食因素密切相关。膳食中的脂肪能促进胃酸分泌,可诱发或加重溃疡;过分粗糙的食物,过咸食物,过冷、过热食物均可引起胃黏膜物理和化学性的损伤。

长期服用某些药物，如非甾体抗炎药、皮质激素和某些抗生素，可损害胃黏膜屏障；不规则进餐，长期大量吸烟、过量饮酒、进食时的情绪变化可削弱胃黏膜的屏障作用，导致胃功能紊乱而发生溃疡。

2. 营养治疗原则

营养治疗目的是减少胃酸的分泌，减轻食物对胃黏膜的刺激，保护黏膜屏障，减轻症状，促进溃疡愈合，同时保证机体摄入充足的营养。急性发作出血期，应禁食，采用肠外营养方式适宜地补充能量（25 kcal/kg）和营养素。如出血已停止，可给予冷流食，如冷豆浆、冷蛋羹、冷酸奶、冷藕粉等，每 2~3 h 给予 100~150 mL。病情较为平稳，可给予流食、少渣半流食或少渣软饭：流食每日 6 餐；少渣半流食每日 5 餐；少渣软饭每日 3~4 餐。

四、代谢性疾病营养治疗

(一) 肥胖症

肥胖症是指人体脂肪贮存过量，脂肪细胞增多和（或）体积增大。成年男性的脂肪组织占体重的 15%~20%，女性占 20%~25%。若成年男性脂肪组织占比超过体重的 20%~25%，女性超过 30%，即为肥胖，常表现为体重超过相应身高体重标准值的 20% 以上。肥胖症的判断，常用标准体重法和体质指数（BMI）法。

1. 营养与疾病的关系

长期能量摄入大于能量消耗，多余的能量，均可转变成脂肪储存在体内，过量的体脂储备即为肥胖。因此，应控制能量摄入和增加能量消耗，才能纠正能量代谢的失衡。

肥胖者膳食常常是高能量、高脂肪、高蛋白的"三高"食品，过多的蛋白质经过体内异生作用合成脂肪酸并进入脂肪细胞，再合成脂肪而贮存起来，这就将加重肥胖。但肥胖患者若过度限制膳食能量摄入量，会引起机体组织蛋白分解，易发生蛋白质营养不良。

2. 营养治疗原则

肥胖是长期能量摄入超过能量消耗所引起的,控制能量摄入和增加消耗,是现阶段肥胖的基础治疗缺一不可的两大支柱。应持之以恒地改变原有生活、饮食习惯,长期坚持控制能量摄入,同时适当增加运动,维持机体能量摄入与消耗间的负平衡状态,促进体脂分解,从而减轻体重。

(二)糖尿病

糖尿病是指由多种因素引起的以慢性高血糖为特征的代谢紊乱疾病。WHO 糖尿病专家委员会于 1999 年提出的糖尿病诊断标准:糖尿病症状(指多尿、多食、烦渴多饮和难以解释的体重减轻)加任意时间血浆葡萄糖浓度 ≥11.1 mmol/L 或空腹血浆葡萄糖浓度 ≥7.0 mmol/L,或口服葡萄糖耐量试验 2 h 血浆葡萄糖浓度 ≥11.1 mmol/L。美国糖尿病协会(ADA)在 1997 年时,建议按病因将糖尿病分为 4 型,即 1 型糖尿病、2 型糖尿病、其他特殊类型糖尿病、妊娠期糖尿病。

1. 营养与疾病的关系

胰岛素的主要生理功能是促进合成代谢、抑制分解代谢,它是体内唯一促进能源贮备和降低血糖的激素。一旦胰岛素不足或缺乏,或组织对胰岛素的生物反应性减低,可引起物质代谢紊乱。长期的代谢紊乱可导致糖尿病并发症,严重时出现酮症酸中毒,甚至昏迷死亡。

2. 营养治疗原则

营养治疗是所有糖尿病治疗的基础,是糖尿病自然病程中任何阶段预防和控制糖尿病必不可少的措施。营养治疗目标:①保护膜腺功能,帮助患者达到并保持较好的代谢控制,以改善血糖、尿糖和血脂水平并使其达到或接近正常值,减少急、慢性并发症发生的危险;②维持或达到理想体重,使儿童和胎儿能正常生长发育;③供给适合患者的平衡膳食,以维持健康和从事正常活动,提高生活质量。

（三）痛风

痛风是由合成代谢紊乱和（或）尿酸排泄减少、尿酸增高所致的一组疾病。根据导致尿酸升高的原因，痛风可分为原发性和继发性痛风两大类。

1.营养与疾病的关系

嘌呤存在于核酸中，参与 DNA 及蛋白质的合成。嘌呤分解代谢终产物为尿酸，尿酸经肾脏排出。尿酸生成过多或肾脏排泄障碍都会造成尿酸显著升高，即高尿酸血症。痛风的直接原因是高尿酸血症。人体尿酸来源有两个途径，外源性摄取（经食物分解产生）占 20%，内源性（核酸代谢不断更新，最后分解为尿酸）占 80%。

2.营养治疗原则

营养治疗目的是限制外源性嘌呤的摄入，增加尿酸的排泄，以降低血清尿酸水平，从而减少急性发作的频率和程度，防止并发症。具体措施包括：限制嘌呤、限制总能量、限制蛋白质、限制脂肪的摄入量，以及适量地摄入糖类等。

（四）骨质疏松症

骨质疏松症是以骨量减少，骨的微观结构退化为特征的，致使骨的脆性增加以及易于发生骨折的一种全身性骨骼疾病。临床分为原发性骨质疏松（包括绝经后骨质疏松和老年性骨质疏松）、继发性骨质疏松、特发性骨质疏松（多见于 8~14 岁青少年，常伴有家族遗传史）。临床主要症状是骨痛，尤以腰背痛最为常见，其余依次为膝关节、肩背部、手指、前臂、上臂痛。

1.营养与疾病的关系

随着年龄增长而出现的老年骨矿物质丢失，可能是长期钙摄入不足、吸收不良和排泄增多等因素综合作用的结果。调节体内钙代谢的因素包括维生素 D、甲状旁腺素、降钙素和雌激素等。雌激素分泌能力下降，以致肾脏保留钙、减少排出钙的能力降低，加上缺乏运动，这些可能是绝经后妇女骨质疏松的重要原因。高磷摄入抑制 $1,25-(OH)_2-D$ 生成，使钙吸收下降。但可减少尿钙丢失，因此钙磷比值在 1:2 至 2:1 范围有利于维持钙平衡。维生素 D、维生素 A

及维生素 C 通过促进小肠钙吸收、减少肾钙磷排泄、参与骨胶原和黏多糖的合成，有利于骨质钙化。另外，蛋白质是组成骨基质的原料，高蛋白质膳食可增加尿钙排泄；但高蛋白膳食常伴有大量的磷，磷可减少尿钙排出，从而抵消了蛋白质促进尿钙排泄的作用，故不会产生明显的尿钙。

2. 营养治疗原则

骨质疏松的预防比治疗更重要。老年人骨质疏松的发生和发展，与一生中钙摄入状况密切相关，在青少年时期有足够的钙供给，并注意积极运动，增加骨矿化程度，成年后会使骨密度峰值增加。长期保持足量钙摄入，可使女性闭经后及进入老年时有较高的骨密度，骨质疏松速度可减慢，从而降低发生骨折的危险。

发生骨质疏松后，营养治疗的目的是通过膳食补充钙、磷、维生素 D 等，从而进行有效的预防和治疗。

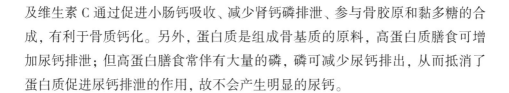

第四节　基于大众感知视域下对转基因技术安全性的探讨

转基因技术的概念不管在学术界还是在非学术界都变得越来越流行，其安全性问题日益浮出水面并愈演愈烈。本节从已上市转基因食品及其相关法律制度等方面综合分析了国内外目前转基因食品的发展现状，系统地总结了非学术界对转基因食品的支持态度，以及学术界"挺转"派与"反转"派对转基因技术的论断，从而更为科学、合理地认识转基因技术，了解其风险，并更具针对性地提出了转基因技术深入发展的思路，以期为我国转基因技术的安全性研究提供借鉴。

一、转基因食品现状

转基因食品的安全和健康问题，是当前转基因食品进一步发展的重大制约因素。因此，密切掌握转基因食品的安全性，才能在符合大众认知规律的情况下，对转基因食品的发展做进一步的研究。下面，将从已上市的转基因食品，以及我国现存的转基因食品安全法律等方面介绍转基因食品的发展状况。

(一) 已上市的转基因食品

从全球来看，国际上获得转基因植株的植物已有超过 35 个科 120 多个种。美国是全球最早开发转基因食品，也是上市转基因食品种类最多的国家。相较于国外，我国是转基因产品的最大消费国之一，然而我国对转基因食品的栽植及市场监控的态度是十分谨慎的。资料显示，目前我国商业化种植的转基因作物只有棉花和番木瓜；水稻和玉米还处于试验状态；已批准进口且可用作加工原料的有大豆、玉米、油菜、棉花和甜菜；此外，我国还存在两种已被淘汰的转基因作物，分别是甜椒和番茄。因此，从严格意义上说，我国已上市的转基因食品只有五种，分别是番木瓜、大豆、玉米、油菜和甜菜。

(二) 非学术界对转基因技术的态度

消费者对转基因食品的需求，一直是大众对转基因技术需求的一个重要决定因素。西方国家的一项调查显示，超过 50% 的欧洲消费者对转基因食品持反对态度。在我国，认为转基因食品可以安全食用的消费者比例从 2002 年的 37% 下降到 2012 年的 13%，而认为不安全的消费者比例从 13% 上升到了 45%。

农民作为农业生物技术的主要受益者，对转基因技术的部署也持不同的态度。种植作物的农民倾向于种植转基因玉米和大豆，因为它可以提高作物产量，并可应对中国和其他国家对肉类日益增长的需求，这些肉类来源于玉米和大豆所喂养的牲畜。畜牧业经营者通常是转基因作物的主要支持者，因为它降低了牲畜生产成本；而有机农场经营者则是主要反对者，尽管转基因技术可能对他们有利。

(三) 学术界对转基因技术的论断

自从世界上出现第一例转基因食品，关于转基因食品风险的争议便随之而来。支持者认为转基因食品营养丰富、产量高、贮存期长，反对者则认为转基因食品的安全性存在诸多隐患。

由于用转基因技术生产的作物，在人类食用后从未出现过重大的、集体性的食品安全问题，"挺转"派认为转基因技术所生产出的产物是安全的；国际社会对经转基因技术生产的作物和传统作物的态度并没有明显差别。另外，转基因技术还存在一定的潜在价值，他们主要认为转基因食品可以有效降低土地过度占用的问题,减轻世界粮食短缺的问题,还可以降低生产成本与食品售价。"反转"派认为,转基因技术不光不具有安全性,反而还存在一定的安全隐患。经过学者研究发现,转基因食品可能存在以下安全风险:可能有潜在毒性、引起过敏反应、产生新的杂草等。通过转基因技术产出的作物是否和传统作物具有同样的性质还有待考察,不能同日而语。

两个派别的争论,究其根本是对转基因技术潜在风险的争议。因此,探寻方法以规避转基因技术所带来的风险,是转基因技术在今后能被大众所接受、继续发展的核心所在。

(四)观点及展望

从转基因食品的现状来看,其发展主要受到法律法规尚不完善,尚无完备的基本法律的制约。从学术界对转基因技术的论断来看,社会对转基因的争议,究其根本是由于转基因技术具有风险性,若出现问题但未及时发现,则会对社会造成难以估量的灾难性影响。

结合转基因技术的当前现状,笔者对我国转基因食品发展提出了以下四点看法。

(1)立足我国转基因技术发展现状,加强转基因食品基本立法;此外,加大转基因生物技术的研发投入,消除转基因食物技术缺陷。

(2)完善转基因食品的相关机构和检测管理体系。

(3)加强国家食品药品监督管理总局监管食品安全的重要性认识,并提高公众对其在改善总体食品安全方面的活动和成功的认识。

(4)密切关注发展转基因技术产生的风险,将规避风险作为应用、发展转基因技术的起点,尽最大能力降低或消除,由于发展转基因技术而给人类社会发展所造成的消极影响。

第五节　保健食品现状及发展趋势

一、保健食品

按照《食品安全国家标准　保健食品》(GB 16740—2014)中的定义,保健食品是指声称并具有特定保健功能或者以补充维生素、矿物质为目的的食品。既适用于特定人群食用，具有调节机体功能，不以治疗疾病为目的，又不对人体产生任何急性、亚急性或慢性危害的食品。

人们保健意识的增强为保健食品的发展增添了巨大活力，提供了快速发展的市场基础。但消费者对营养与健康的需求由单纯的补充营养物质逐步转变为追求产品的生理功能，以天然原料为主要原材料的保健食品更易被关注和被接受。除主要用于预防某些疾病的发生，或改善机体功能，或起到辅助降血脂、降血糖等作用的保健食品日益快速发展外，功能性饮料和糖果的开发也展现出很好的市场前景。

保健食品在我国有着悠久的历史，"药膳"是我国最具有特色的保健食品。目前，我国生产的保健食品由第一代的强化食品、第二代的初级食品和第三代的功能因子（或有效成分）产品混合组成。对功能因子结构、作用机制的研究，是推动产品升级换代和新产品进入市场所必需的。

二、我国保健食品的发展概况

我国保健食品从最初的一个不起眼、不完善的产业发展成如今的产业支柱，都是有目共睹的。保健食品为我国的经济增长贡献了一部分力量，现如今我国的新兴产业保健食品已经进入了下一个新的发展阶段，它的发展在维护人们的健康中发挥着越来越重要的作用。2017—2022 年中国保健食品行业市场规模趋势如图 1-1 所示。

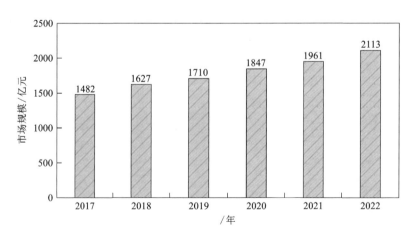

图 1-1　2017—2022 年中国保健食品行业市场规模趋势图

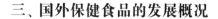

三、国外保健食品的发展概况

美国拥有全球最大的营养保健食品市场，它的营养保健食品行业起步较早，在其他国家刚着手于保健食品市场时，它已经形成相对成熟和稳定的体系，也涌现出了许多具有悠久历史和重要影响力的国际品牌，如 GNC、NBTY 等。

日本保健食品起步较晚，但发展迅速，具有很大的潜力。日本现有保健食品生产企业 3000~4000 家，产品有 3000 多种，主要种类有大麦胚芽油、维生素 C、维生素 E 和钙食品等。

四、我国保健食品存在的问题及发展趋势

(一)存在的问题

随着社会的进步、科技的发展，我国保健食品市场也逐步扩大，在这过程当中涌现出一些令人担忧的问题。主要有以下几个问题：①企业违规生产，安全管理不规范；②假冒伪劣产品屡禁不止；③缺乏科学的安全检测技术，检测不规范；④夸大宣传产品功能，影响行业规范。

(二)发展趋势

目前新世纪食品行业中，最具前景也最具挑战性的充满发展机遇的行业就是保健食品行业。新型冠状病毒感染后，随着国民对营养、健身需求的增加，保健食品市场再一次走上了转型和回暖的双重挑战之路。

在销售渠道方面，随着网络等社交媒体的普及，带来了保健食品营销模式的变化，线上营销渠道的占比也迅速猛增，销售额直逼传统营销模式，线上营销比传统营销更具有吸引力和带动力，继而使得保健食品的销售模式也逐步向数字化信息化模式发展，做到了与时俱进。

第六节 食品安全及科技的发展趋势

国以民为本，民以食为天，食以安为先。食品安全卫生是，维系我们这个人类世界得以永续生存和稳定发展生存的最基本的物质条件，也是实现社会发展、国家长久安定的一个根本构成要素。食品卫生安全等问题，不仅涉及最广大的人民群众自身的生命健康安全，还可能影响到整个食品公司甚至一个民族、国家的安全名誉。

一、我国当代科技事业发展的主要特点

当代世界科技创新正持续以指数规律迅速增长。科学知识的更新发展速度快；科学成果产量呈继续迅速稳定增长态势；成果从科学技术发现阶段到成熟技术转化实现阶段再上升到成熟生产及应用水平的平均时间大大缩短；新兴领域技术产品的快速更新与换代速度快。

随着科学技术发展整体化的趋势变化的特点日益显著，科技活动进一步分化发展和有机综合，各学科领域相互交叉、相互渗透，有望发展成为一个学科整体。

二、我国当代高新技术研究发展领域的现状特征与趋势

高新技术产业发展的主要问题涉及六个领域：信息技术、生物技术、新化学合成功能材料技术、新高效化石能源技术、海洋新石油技术、航天技术。信息技术目前仍然被认为可以促使当今世界各种高新技术产品快速产业化发展，是现代化进程中重大技术核心要素的基础和科学技术重要应用的先导。现阶段，我国现代电子信息产业拥有巨大的发展潜力，我国社会正处于发展现代电子信息产业、构建信息经济社会和现代工业信息社会的重要时期。同时，由于我国信息化建设坚持以信息化带动工业化、以工业化促进信息化为基本方针，因此大力推进信息技术在经济社会各领域中的广泛应用，不断提高我国信息化水平，走出一条中国特色的信息化道路，是实现我国高新技术产业快速发展的当务之急。

三、生物技术

(一)微生物工程技术

微生物工程技术的主要特点是指，利用微生物细菌的发酵作用来生产出各种功能的高新技术产品。

(二)酶工程技术

酶工程的主要原理是指，借助一系列现代生化工艺技术体系和各类生物活性反应酶装置，利用活性酶系统的各种催化酶作用来生产合成各类产品。

(三)细胞工程技术

细胞工程主要是通过利用某一种细胞基因可在同一个生物细胞水平点上改变多个细胞品种的原理，来进行共同研究，创造出更多的新型的生物品种的一项工程技术。

(四)基因工程技术

基因工程主要是利用一种方法，在生物分子水平层面上，对多种生物活性遗传信息物质分子进行分子改造研究的一门技术。

四、食品质量与安全

(一)食品质量

食品质量主要是指，食品所固有的特性能满足要求的程度。食品质量的主要内容有以下三个方面。

1.食品特性

食品特性指食品本身固有的，可以相区分的各种特征，如外观特性、内在构造特征等。

2. 消费者对食品的要求

社会群体对食品提出的各项要求，不仅包括各种具体期望要求，可能还包括某种具体的期望，这些具体要求通常都各有其合理性或者是由处于各自的不同利益身份下的某些利害的相关利益方而联合提出。

3. 满足消费者的程度

满足消费者的程度是指，食物可满足消费的期望真实程度，具体是指各类食品能满足消费者购买期望和使用要求的客观情况。其内容既包括企业应达到产品客观标准规定要求达到的物质水平，也必须包括广大消费者对实际使用效果的真实主观综合评价。

(二)食品安全

食品安全是构成食品质量安全性的最基本要素。食物安全就是指要求所摄取的食品要保证无毒、无害，符合应当有的营养要求，对人体健康不造成任何急性、亚急性或者慢性危害。

食品安全是有关国民生计的大事。因此，保证食品安全，抑制食源性疾病的发生，是构建和谐社会、维护社会安全稳定的重要措施。

第二章

道地药材

第一节　道地药材的概念与发展

道地药材，是优质中药材的代名词，是指质优效佳的药材。这一概念源于中药生产和中医临床实践，数千年来被无数的中医临床实践所证实；是源于古代的一项辨别优质中药材质量的独具特色的综合标准，也是中药学中控制药材质量的一项独具特色的综合判别标准。通俗认为，道地药材就是指在一特定自然条件和生态环境的区域内所产的药材，并且生产较为集中，具有一定的栽培技术和采收加工方法，质优效佳，为中医临床所公认。

一、道地药材的术语来历

道地药材也可称为地道药材。这一概念古已有之，最早见于《神农本草经》，有"采治时月、生熟、土地所出、真伪陈新，并各有法"之说。唐孙思邈《备急千金要方》云："古之医……用药必依土地，所以治十得九。"到目前为止，道地药材尚未有明确的定义。但一般认为道地药材是指经过人们长期医疗实践证明质量好、临床疗效高、传统公认的且来源于特定地域的名优正品药材。

二、道地药材的属性

道地药材具有多种属性，具体如下。

(一)道地药材具有明显的地域性

古人云："凡用药必须择土地之所宜者，则药力具，用之有据。"同种药材不同产地，质量确有差异，外观、性状、疗效也有所不同。近年来很多道地药材都有国家地理标志保护政策，这充分说明道地药材具有一定的地域性。因此很多道地药材一般会冠以地名，如阳春砂、关黄柏、岷当归及四大怀药、浙八味等。

(二)道地药材具有特定的质量标准和优质的临床疗效

道地药材特有的品质是其原物种在变异与分化过程中形成的各种变异性和不同生态条件特定组合、协调统一的综合体，因此，道地药材一般有特定的质量标准。现代研究表明，药材的道地性不仅与有机成分有关，而且与微量元素也密切相关。例如，金银花、丹参、三七的道地药材与非道地药材的微量元素种类和含量有明显差异，这些元素可与药材的有效成分相互作用，而具有一定的药理作用。

(三)道地药材具有文化内涵和经济价值

道地药材是我国特有的地理环境、文化背景与中医药理论相结合的产物，是我国中医传统文化的一部分，体现了中医对中药性味功效、临床特点、不良反应等知识的深刻理解。而且，道地药材在一定程度上能促进道地产区传统文化的发展和传承，具有浓厚的文化底蕴。同时道地药材品质优、疗效好等优势，促使其市场价格远高于非道地药材，具有较高的经济价值，带动了道地产区的经济发展。

三、道地药材的文化特性

(一)传统稳定性

道地药材在传承过程中，尽管有的产地及来源都有所变化，但其主要内容和精神保持不变。这种相对固定的内容和精神，构成了道地药材的传统特性，形成传统中医药的特定文化品质。应当说，历史的洗礼愈加赋予了道地药材无限的品质魅力。这也正是我们珍视道地药材文化的重要原因。

(二)价值延续性

道地药材文化是在长期的历史过程中自然延续下来的,与一个地区、一个民族的生产与生活方式的自然演进共同进步和发展。道地药材文化是不同时期生产力、科学技术、人类创造力和认识水平的原生态保留、反映和总结。因此,在大多数人类生活区域,道地药材都已面临不同程度的消亡危险时,道地药材文化的科学价值仍可使其无限延续下去。

(三)时代应变性

道地药材在漫长的历史传承过程中,快速吸纳不同时代、不同地域、不同传承主题的世界观和价值观,呈现出时代应变性,这种发展变化仍在进行并将延续下去。道地药材中不乏外来药材的引种,如西洋参、西红花、胡椒等。这也侧面反映出道地药材文化并不是狭隘的地理概念,而是具有兼容并收的特点。它能够主动吸纳其他文化中积极的因素并将其转化到已有的文化价值体系中,表现出旺盛的生命力和持续的创新能力。文化的变异性在道地药材的发展过程中更多地表现为道地药材文化的持续创新。此外,道地药材产区变迁在一定程度上也导致道地药材文化呈现出变异性,如上党参转为辽参、抚芎转为川芎等。和其他事物的发展一样,道地药材在历史上就是这样不断更新、不断演化、不断发展的。

(四)表现形式多样性

道地药材的一般表述实际上指道地药材的物质载体,即质优效佳的特定地域的药材商品,这仅是道地药材的有形表达,而无形表达应该是道地药材所承载的文化信息。医药界对道地药材的论述通常是基于有形性的认识,而对道地药材文化而言,更应该强调对其无形性的认识。但就一种具体的道地药材而言,有形表达和无形表达常常是无法分离的,必须从整体上去全面认识和研究它。道地药材文化的表现形式呈现多元化的特点,不仅包括有形的药材商品,也包括无形的生态观和环境观、对传统诊疗方式的信仰及独特的炮制加工技艺等。道地药材文化表现形式的多样性更多地渗透到人们的日常生活中,影响着人们的消费观念。

(五)与地理标志的接轨有利于揭示道地药材的文化属性

地理标志(geographical indications)的定义为:标示某商品来源于某成员领域内,或来源于该领域中的某一地区或地方,而该商品的特定质量、信誉或其他特征主要与该地理标志来源有关。简单地说,地理标志具有如下特点:①在汉语体系里地理标志所标示的产物名称通常的结构是地理名称+商品名称,如绍兴黄酒、镇江香醋、(河南)道口烧鸡、(辽宁)盘锦大米等;②结构中的地理名称具有真实性,能够说明所标示商品或服务的真实原产地;③地理标志所标示的商品或服务具有独特的品质、声誉或其他特征;④地理标志与其所标示的商品、服务的质量、声誉或其他特征之间存在密切关系。这是地理标志的最本质特征。一个普通的地理产品名称之所以能够发展为地理标志,关键是因为商品的质量、声誉或其他特征与该原产地内的特殊的自然环境及人为因素密切关系。这里的自然因素是指,该地域所具有的特殊的地理环境、气候、土壤、水质、物种等;这里的人为因素通常是指,独特的传统生产工艺、配方、秘诀等。如新疆葡萄、西湖龙井茶等,因其当地独有的地貌、气候、土壤等自然生态环境,加上千百年来独具特色的采制工艺,而形成了独特的品质特征。

四、药材"道地"的变迁

早在《名医别录》《范子计然》等著作中已有中药生某处佳的记载。但是一种药材以产地论优劣受到当时政治、地理、交通、临床实践、分类水平等若干因素的限制,并不能全部地真实地反映它的道地性质。事实上,历代本草数百本,对同一味药的"道地"记述很不一致。整理"道地"变迁的资料,分析变迁的原因,对继承和发展道地药材传统,保证和提高药材质量有十分重要的现实意义。

(一)"道地"的继承与变迁的概况

(1)一脉相承,古今皆同:一种情况是把中国国土视为世界传统药材的道地产区之一,如广布于北温带的青蒿,不仅在清热、截疟、止痢、解暑方面的使用经验具有独特性,而且国产青蒿的青蒿素含量最高,约为美国青蒿的 10 倍,故可把中国视为传统的"道地";另一种情况如当归、附子,历代都认为陇西和四川的质量最佳,迄今已在上述地区形成生产基地。

（2）由少变多，满足需求：如人参由最初的"上党参"发展到"上党参"与"辽参"并存，再发展到"辽参"与"新开河参""石柱参"并存。麝香由益州、雍州扩展至《新唐书·地理志》的商州、上洛郡等 33 个州郡，当代则远涉青海、西藏。

（3）"道地"变少，精益求精：如地黄的产区曾有陕西、江苏、浙江多处为佳的说法，至明代李时珍时便形成了"今人惟以怀庆地黄为上"的定论，一直延续到现在。

（4）时移物易，质量稳定：如阿胶自古以山东阿井水所煎之胶为佳，但所用原料大不相同，《名医别录》谓"煮牛皮作之"，而现代却以驴皮制作，为国内外公认名优产品。

（5）出陈易新，择优而用：唐代《千金翼方》记载有道地药材的 133 州，到《证类本草》时已有 72 州不再提及，相反另有 83 州被当作道地产区记入书中。除去自然、社会因素，淘劣择优的原则便是主要因素，此种情形不仅唐、宋时期存在，而且贯穿整个"道地"演变的全过程。

（6）物随地变，品种分化：如贝母属植物有多种，全国几乎都有分布，本草原来记载江南诸州皆产，至清代始分出川贝母与浙贝母两大类型，道地药材的优劣和药性区别才得以稳定下来。

（7）引种驯化，"道地"消失：杜仲原产江南，尤以四川、贵州为最，又是我国特产，种植区域逐步北移至华北等地，其质量与原"道地"无异，且欧美等国亦种植成功。

（二）药材"道地"变迁的原因

（1）自然地理条件改变：若单纯以 5000 年气候变化而论，在地球的几十亿年发展史上，其只不过是"弹指一挥间"，既无沧海桑田的巨变，也无第四纪冰川的极端低温，冷暖干湿变化尚在物种可以适应的范围之内。问题是在几千年短暂岁月里，960 万平方公里土地上的人口，从几百万繁衍到几千万再到 20 世纪 80 年代的 10 亿，增加了 4~5 个数量级，由此引起了综合生态效应的剧变，导致江河源头和青海湖盐碱化加剧，湖面缩小，人们开始担忧这里将成为第二个罗布泊。这些事实都说明，生态条件不只是温度就能代表的。很多珍贵的道地药材的产区也一再发生改变。

（2）过度开采，资源枯竭：例如，大黄是一味很常用的中药，且自古出口西方，其"道地"从汉代的甘肃，到川西北，直至青海、西藏，而今陕西、甘肃野生大黄几乎绝迹。现所产大黄多为家种，亦属道地产品，因此，保护道地药材种质的任务刻不容缓。

（3）战乱等社会因素：在有道地药材文明史的几千年中，政权割据和频繁的战争，影响或导致了"道地"产区的迁移。例如，龙胆在汉代以山东临朐县产为佳，南北朝时，著名本草学家陶弘景著书记载吴兴龙胆为胜，即现代苏龙胆。他在《本草经集注》中不胜感叹："蜀药及北药，虽有去来，亦复非精者。"

（4）临床选择：如果说生物进化是自然选择规律所决定，那么药材"道地"的变迁则主要是以临床疗效为转移。其典型例证是处方用名冠以"道地"的表示方法。如川芎、川楝子首先在方书中采用，而后影响到本草药品名目的改动和"道地"的记载。这就提示我们今后应自觉地运用药效筛选法来培育更多的道地药材。

综上所述，"道地"变迁的原因颇为复杂，常常不只是单一因素起作用。例如，自然条件和人类活动互为因果，在很大程度上左右着"道地"变迁。当前，川药、云药、浙药、怀药生产基地的形成，既有历史变迁的结果，也有历史继承性因素，是变中有不变。

第二节　道地药材与传统集散地

据初步统计，全国道地药材约有200种，以上海经营的1076种药材计算，不到1/5。但是，道地药材的生产数量和产值却占总产量的80%以上，而且疗效卓著，历史悠久，单方出现率最高。由于这些药材绝大部分是"一地产、全国用"，所以其散布在全国各地，具有自采自收、自制、自销的产销特点。从走街串巷、走村串户、摆摊卖药，到设立药店、庙会交易和专门的药材交流集散地。其在中国药材公司1955年成立之前的几千年漫长历史上均起着不可磨灭的作用。

了解集散地的产生、流通渠道、调节方式和经营特点，继续发挥其传统的集散作用，搞活经济，保证全国人民用药需求，具有重大意义。

一、药材集散地的分类和分布

(一) 分类

(1) 初级集散地:一般以县为界,以"集"的功能为主,靠近产区,收购本地道地药材,向中、高级集散地转运。例如,山东枣庄的酸枣仁,山西榆次的龙骨、龙齿,广东新会的陈皮,河南沁阳的地黄,陕西潼关的沙苑子等,这些地方都属初级集散地,先"集"而后转运各地。

(2) 中级集散地:一般以省为界。另加河南的安阳,安徽的安庆、亳州,湖北的荆州,四川的宜宾(即叙府)、雅安,河北的邯郸,甘肃的武都区和天水市,辽宁的营口,湖南的衡阳,陕西的汉中等。有的加工技术见长,如山东菏泽和济宁以加工柏子仁著称,浙江溪口加工乌梅有独到之处。

(3) 高级集散地:全国范围内有影响的,一般都是由初、中级集散地发展而来,采、种(养)、制、用功能齐全,集散量大,交易活跃,但并不一定是省会(首府),如安国市、樟树市和禹州及百泉镇皆属此类。

(二) 分布

道地药材集散地形成的基本条件是交通方便,运输经济,既靠近产区,又不远离文化中心,其分布特点如下。

(1) 沿江集散地:水路交通投资少,运输效率高,一经形成则比较稳定,不像陆路交通那样易受改线影响。因此,不少集散地都沿大小航运、河道分布。

(2) 近海集散地:海运药材同样具有投资少、效率高的优点。从辽东半岛至山东半岛,海路比陆路近很多,也经济得多。从北至南主要集散地有临江、大连、营口、天津、烟台、上海、杭州、宁波、香港等。除了把邻近地区药材运出外,集散范围从南到北,兼及远洋。

(3) 古道沿线集散地:古代各国之间,常有驿道相通,秦始皇统一中国后又开驿道通燕、齐、吴、楚,唐、明、清的疆域均远及中亚、南亚。交通要道上的重镇往往具有成为集散地的基本条件。

(4) 长城内外集散地:从东至西,有锦州、北京、大同、呼和浩特、包头和武威等主要集散地。和平时期,长城内外各民族药商在上述地点交易药材,传播医药知识。许多常用中药材如甘草、麻黄、枸杞子、肉苁蓉等集运外地使用。

（5）现代交通线上的集散地：21世纪，汽车、火车、飞机等交通工具的相继普及，极大地缩短了道地药材的流通时间。公路运输遍及乡村，加强了初级集散地"集"的功能，铁路运输通达各省会，中、高级集散地的吞吐流通效率大大提高。

昔日的集散地也是在"适者存在，不适者淘汰"的选择中沉浮。今日传统集散地交流会的功能逐渐转向以沟通信息为主，经常性流通集散线路以现代化交通工具为转移。

二、药材经营组织

道地药材集散地有个体药商，也有以不同形式联合的药行、药庄、药棚、药铺、药帮等经营组织，它们是集散地的"细胞"或"器官"，是半封建半殖民地社会的特有产物，既有封建社会商品经济的特点，也夹杂着资本主义竞争与垄断的成分。不过这"行""帮"不具今日政治上"行会""帮派"的贬义。这种分工在都市较细，在边远地区稍差，如西昌统称为"药材帮"以别于其他经销商。

（一）药材经营组织简介

1. 药行

药行可大可小，设有场地、仓库和招待设施，从事代购、代销、包装、托运，从中收取佣金。

2. 药庄

药庄资本较雄厚，有一定垄断市场和左右价格的能力，在一些大中城市和集散地扎庄购销。

3. 药棚

药棚多为坐商，从事加工炮制，与药铺关系最为密切，规模大小不等，经营品种多达数百种，包括经销高档西洋参、血竭、肉桂的"洋货棚"在内。许多过分商品化的规格即出自药棚。

4. 药铺

药铺为零售店堂，多与坐堂医生配合，直接与患者见面，兼炮制小量特殊要求的药品，即所谓"前店后厂"。

5. 药帮

药帮是地方药材行业中同乡或同行联合起来的团体，具有明显的竞争和垄断资本性质。通常以药名或产地命名，如以主营中药命名的甘草帮、茯苓帮、当归帮；而江西帮、山西帮、怀帮等，则是以产地命名的药帮。"帮"的兴起，加速了道地药材的商品化，在 19 到 20 世纪上半叶，各帮活跃于我国主要集散地和大中城市，对当时的药材交流和经济发展起了一定作用。

(二)祁州(隶属安国市)十三帮简介

1. 关东帮

关东帮以东北各省药商为主，以营口为活动中心，经营人参、黄芪、龙胆草、黄柏、防风、五味子等道地药材。

2. 京通卫帮

京通卫帮以北京及其通州区、天津(原称天津卫)一带的药商为主，故名"京通卫"，主要经营"北药"和中成药。

3. 口帮

口帮以呼和浩特、包头、河北北部张家口一带的药商为主，多以包头为活动中心，经营赤芍、防风、肉苁蓉、麝香、鹿茸等。

4. 山西帮

山西帮是十三帮中最早成立的帮会之一，资金雄厚，1801 年在禹州市修建山西会馆，主要经营黄芪、党参、甘草、石菖蒲、远志、肉苁蓉等。

5. 陕西帮

陕西帮以陕西、甘肃、宁夏药商为主，活动中心在西安，主要经营当归、大黄、枸杞子、羌活等。

6. 怀帮

怀帮因以怀庆(今河南沁阳)药商为主而得名，在郑州和禹州市活动，以经营"四大怀药"闻名，从禹州市怀帮会馆压倒十三帮的气势，可看出其经济实力雄厚。

7. 广帮

广帮以两广药商为主，以广药和进口药为经营重点。

8. 江西帮

江西帮由江西、云南、贵州药商组成，在昆明、重庆、汉口等地经营川连、川贝母、川芎、枳壳、枳实、天麻等。

9. 山东帮

山东帮以山东药商为主，基地在济南，经营山楂、全蝎、昆布、海藻等。

10. 亳州帮

亳州帮以安徽亳州药商为主，向上海集散白芍、菊花、瓜蒌、白芥子等。

11. 禹州帮

禹州帮以禹州药商为主，经营白芷、南星、金银花等。

12. 彰武帮

彰武帮由河南彰德(今河南安阳)、河北武安药商组成，基地在郑州、禹州，但集散品种与怀帮、禹帮略有不同，主要经营红花、瓜蒌、香附等。

13. 宁波帮

宁波帮经营"浙八味"等道地药材，在上海的影响较大。

(三)十三帮会馆

十三帮会馆始建于清代，是禹州十三家中小药帮联合起来向大药帮抗衡的组织。这十三帮是药行帮、药棚帮、甘草帮、茯苓帮、党参帮、宁波帮、老河口帮、祁州帮、陕西帮、四川帮、汉帮、怀庆帮、江西帮。

如今，帮会虽然因社会变革而消失了，但经营药材的方法和技术经验还值得借鉴。

三、四大药都

(一)安国

河北安国，古称祁州，因药业兴盛而闻名于世，素有北药都之称。追溯历史，药都之名与药王庙的兴建很有关系。此处药王并非医药界熟知的唐代医学家孙思邈，而是东汉刘秀部下二十八宿将之一的邳彤。武将成药王据说是因为此人爱好医学，重视医药，曾是燕赵一带医药界领袖人物，死后葬于安国南门外。据《祁州志》记载，宋朝时，安国已有不少药商，很可能是商业的需要，邳彤便逐渐成为药商们的"精神领袖"和患者崇拜的偶像，如此推而广之，终于明永乐二年(1404年)正式筑起面积3200多平方米的药王庙，并有张仲景等十大名医塑像，到清乾隆年间始由丞相刘墉题写"药王庙"巨匾，成为海内不可多见的医药结合型的名胜古迹。

(二)樟树

"樟树"是江西省樟树市的简称，相传因盛产樟树得名，有药都之称。自三国时期建"药圩"开始从事药材生产、加工、炮制，至今已有1700多年的历史。水陆交通方便和集散药材的盛况可以从康熙年间翰林院学士潘耒的《樟树镇》一诗可见一斑："水市赣江岸，由来药物赊。丛珍来百粤，异产集三巴。鲍靓应频过，韩康或此家。何须乞句漏，即此问丹砂。"

药都樟树在发展，1985年第16次药材交流大会，有8782人参加，购销总额达 6 亿多元。"白芍飞上天,槟榔不见边,半夏鱼鳞片,桂枝瓜子片,肉桂薄肚片,黄柏骨排片,甘草柳叶片"的切制技术得到继承和发扬。而且兴建药场、药圃,种植药材 4500 多亩,江枳壳、栀子的产量倍增。与此同时,"江西药都樟树制药有限公司""樟树市中医药产业研究院"等机构相继建立。

(三)亳州

亳州位于涡河之滨,上通黄河,下连淮河,水陆交通发达,药材经营和销售辐射中原各地,吸引了大批客商来亳经营,设有药材会馆三十六处,一时间河内舟舸联翩,商贾云集,荣盛一时,甚至有"药不过亳州不灵"的说法。

(四)禹州

顾名思义,禹州是因大禹治水有功受封于此而得名,地处河南、水陆交通皆便,自古是商业中心,吕不韦曾经商于此,《盐铁论》称其为"天下名都"。禹州也有药王祠,但不及安国、樟树和亳州的出名,其之所以成为驰名全国的药材集散地,主要是它的商业传统,道地药材和独具风格的加工、包装技艺。

事实上,随着现代化交通运输业的发展,药材集散市场在新中国成立前已经向大城市集中,禹州、广州、安国、成都、玉林、重庆成为六大集散地,许多经营道地药材的外地药商纷纷建立自己的帮会、行号、货栈,由于常年经营,其营业额远非临时性"庙会""交流会"可比。

中华人民共和国成立以来,长期以国营计划经济经营中药材,近年实行"对外开放、对内搞活"的经济政策以后,不仅恢复了传统的药材交流会,而且涌现一批新的中药市场,如成都荷花池、广州清平、广西玉林等地的中药市场。其均是自由贸易、常年有集,药材多出自当地,采取公开看货、当面议价的方式,起到调节余缺,满足群众用药的积极作用。

第三节 道地药材的质量分析与评价

道地药材是经过中医临床长期应用优选出来的,产在特定地域,与其他地区所产的同种中药材相比品质和疗效更好,且质量稳定,具有较高知名度的中药材。它充分强调产区、采收年限与时间、加工与贮存方法,质优效佳,为中医临床所公认。但是，道地药材产业依然面临诸多问题，核心问题是无法通过科学的方法体现其优质性，从而导致道地药材面临低水平中药的猛烈冲击，难以形成健康有序的优质优价中药材市场环境。为此，《中华人民共和国中医药法》第二十三条明确指出"国家建立道地中药材评价体系，支持道地中药材品种选育，扶持道地中药材生产基地建设，加强道地中药材生产基地生态环境保护，鼓励采取地理标志产品保护等措施保护道地中药材"。

新建立的道地药材标准应该引领国际，让国际认可，而非按照"国际要求"盲目制定标准，自我限制中药产业的发展。道地药材的道地性主要分为生境主导型、种质主导型、技术主导型、资源主导型、传媒主导型以及各种因子关联决定型。它的优等质量在于适宜的产地和气候条件等环境因素。道地的种子种苗、适宜的种养管理方式、独特的产地加工和炮制方法产生多种药物活性成分，并可有效控制毒性成分，以保障临床的有效性和安全性。但是，道地药材产区识别依然困难，如种质资源变异、退化现象时有发生；种养管理方式相对粗放，使得种植药材性状与道地药材经典性状出现差异；不按传统的时节进行采收；加工过程中干燥、硫熏等过度；以假充真、掺假使假等。这些导致在市场流通环节中难以体现道地药材的优势。

为此，急需建立道地药材质量标准，结合传统经验和现代科学技术，整合性状特征、化学成分和生物活性参数，通过合理的参数指标将道地药材质量划分等级，引导道地药材高质量发展。此处所指的道地药材质量标准特指道地产区的药材标准，而非单纯的道地药材认证标准、合格标准或等级标准；新建立的道地药材质量标准可支撑道地药材产地的识别、认证及质量等级的划分。尽管道地药材的识别、认证和等级划分是一种递进式的现实需求，但是它们采用的底层标准可以一致，即道地药材质量标准。产区不符合道地性或者质量不稳定的药材不属于道地药材范畴。

一、道地药材质量标准建立的原则

(一)继承与发展的原则

道地药材具备三个显著特征：特定产区、品质好、疗效好。依据历代文献本草，重点梳理道地药材的产地和性状特征信息，明确优劣划分的指标；结合现代性状-化学/生物-药效/疗效的研究成果，揭示道地药材质量与可测指标之间的复杂关系和可信范围，通过现代方法反映道地药材的内在质量，让科学服务于标准，避免一味拘泥于传统描述，让现代标准有效展示道地药材质量的科学内涵；道地药材标准的建立应充分吸纳现代科学技术，应在已有研究成果的基础上进行逐步提升与完善，增加对其有效性、安全性和可控制性的研究方案，指导道地药材产业发展。

（二）调研与实测结合的原则

道地药材标准要突出现实监管需求。通过综合调研传统本草和现代学术文献，明确、限定和量化指标，结合专家评分与意见，突出一级指标及其他指标的等级，预设各指标的区间范围，并通过产地、市场和经营企业等多场所的实地调研，佐以实际测量，明确道地药材标准指标体系和范围，按照指标优先权重设定比例，划定各道地药材的等级。未来，建立的标准尤其应突出质量等级，不局限于商品规格等级。

（三）定性与定量结合的原则

道地药材质量标准追求性状描述准确，适度客观化；检查和限量指标至少需满足半定量化，目标定量化；结合定性或定量指标，快速识别道地药材及其质量等级。通过客观指标，适当增加快检技术与方法，提高检测能力与检测效率，有效地将道地药材与非道地药材进行区分，从真实性、纯度和品质优良度等方面将其进行质量分级，指导优质优价。

（四）简便可操作的原则

新建立的标准体系主要用于指导一线生产、临床与检测检验人员，具有明确、便捷、经济、高效的特点。为了避免将道地药材划归不合格药材，防止出现"假阳性"误判，在建立标准前，需要深入开展研究，合理使用"全息谱"或"特征谱"等手段质控或区分道地药材的质量及其规格等级；提倡深度的文献调研与众多实际样品测试，厘清质量变异发生的因素、环节和程度，针对性设计用于控制道地药材质量的方法与标准。此外，中药质量须注重全过程管理，其中部分道地饮片投入中成药生产过程中可进行精准的提取与纯化，可定向剔除部分农残和重金属的影响，保证中药的安全性与有效性。基于此种情形，道地药材标准建立时应区分对待。

二、道地药材质量标准的核心内容

道地药材质量标准设计应该充分整合文献、生境、种植/养殖、加工/炮制、性状、化学—药理/毒理信息，遵从"渊源清晰、产地明确、指标合理、优劣有度、检测多样"的要求，从道地产区、种植/养殖管理方式、性状、水分、灰分、浸出物含量、质控指标含量和有毒成分限量等方面建立严谨的道地药材质量标准。

(一) 质量标准建立源于立地生境特点

道地药材源于长期的中医临床实践与总结，是一类具有显著地域性的优质中药材，并在"三代本草、百年历史"中明确其道地产区，体现其上佳品质。道地药材的品质好，但质量不一定能够达到优质等级。所以，道地药材和优质药材的所指范围不一致。道地产区因其独特的立地生境特点而有别于其他产区，通过温度、湿度、光照、水质、土壤等因素综合影响药材的质量与疗效。生产中医临床公认的优质药材应充分考虑土壤残留的农药和内源的重金属及当地其他农业生产方式对中药材的近距离污染等问题。值得注意的是，每个区域的生境不同，病害、虫害、草害的类型随之不同，加之不同药材间防控的病害、虫害、草害类型不同，所以，每种道地药材的农残检测目录也将不同。建立道地药材有毒成分限量标准时，需充分尊重客观实际与科学依据；也应该充分明确道地产区，并且建立可行的产地判别方法。

(二) 质量标准建立源于种植/养殖管理方式

道地药材具有独特的生产技术，保障药材的产量与质量；在建立标准时，应该充分调研道地品种的种植/养殖技术流程，并在性状项、检查项和含量测定项中充分体现其特征，突出道地药材的优势。道地药材的生产方式在传承中创新发展，伴随着野生逐步转变为家种的趋势，现代种植/养殖管理方式也逐步形成，严控种子种苗的质量，高效管理病虫草害。但是，种源混乱、化肥-农药(含生长激素)用量过度、连作障碍明显、性状变异显著等共性问题依然存在，往往导致家种道地药材的性状项不符，或农药-重金属残留严重。不合理的种养管理方式显著降低药材的质量，在制定标准时应对其加以限制，引导和规范道地药材科学种养。针对品种退化与变异问题，在建立标准时，可通过突出原始种的遗传信息用于纠正中药品种选育过度而导致质量下降的问题。考虑到每种中药材的道地产区相对狭窄，生产的种植/养殖管理方式相对固定，所以，建议对每一种道地药材开展有针对性的检查项，限定并遵照《中共中央国务院关于促进中医药传承创新发展的意见》中明确指出的"分区域、分品种完善中药材农药残留、重金属限量标准"；反对使用通用型的检查方法对每种药材进行通用检测，导致增加检测成本。在道地药材质量标准设计时应该充分落实国家的指导意见，不提倡对所有类型的道地药材中的重金属和农残"应检尽检"，以免增加社会的经济成本。野生品种受人工干预的影响较小，故无需对农残限度进行特别限定，但需要特别关注不同生长年限、不同生长年份、不同生长季节的不同品种重金属、灰分及部分净度限度问题，而且提倡区分不同价态重金属，控制下限和上限范围，凸显道地特征。而对种植品种农残问题，也应区分水煎液摄入品种与全药材摄入品种，深入研究中药农残的转移率和最低中毒剂量，结合日服用量，建立合理的限量标准，综合每类农药降解的规律，推动实施有效的绿色"控肥减药"方案。所以，针对规范化种植/养殖的品种或来源清晰的野生品种，开展有针对性的农残或者重金属限量检查；而对禁用性农残检测，提倡由国家药监部门对道地产区样品抽检，而非由生产企业进行批批检测，此法可有效地降低经济总成本。针对草类药材，急需开发杂草快速评价方法，鼓励"恶性杂草高效控制"技术。此外，在制定标准时，应该明确道地药材的品种、栽培/养殖技术，以及采收的年限、季节、时间、方法。

（三）质量标准建立源于独特的加工与贮藏方法

道地药材除需要优质的药材外，还需精湛的加工工艺。道地药材产地初加工是影响中药安全性和有效性的源头工序，因此标准体系中必须规范中药材产地加工方法，严格监管加工过程，从中药的生产源头把控道地中药的质量。尽管我国药典标准规定了中药材的通用加工要求，但多未明确加工技术与加工参数。道地药材的独特加工方法对指导生产优质药材尤为关键，其独特性主要体现在科学的加工技术与细致的加工参数，这也是与国家标准的主要区别所在。研判传统和现代的中药材加工方法和贮藏技术，横向比较道地产区与非道地产区的共性与区别，突出道地药材在干燥、发汗、杀青、分级、贮存、乘鲜切片等工艺中的特色；重点理清杀酶保苷、减毒存效、干燥保存等加工原理，避免氨羰基化、氧化等不良化学反应的发生；系统评价加工工艺对道地药材有效成分或总浸出物的影响，实现技术、经验与理论的融合，循序渐进地改进加工工艺，在保障安全与有效的前提下提倡机械化加工。开展"性状-产量-质量"研究，确定最佳采收时期；构建高效干燥技术，定向生产不同规格的药材。远期，提倡稳步有序推进中药材产地加工和饮片炮制一体化。关于药材炮制标准的问题，可参照《国家中药饮片炮制规范》、地方(省级)炮制规范等相关内容。

(四)质量标准建立需要明确的性状特征

建立道地药材性状标准时应兼顾区分品种的真伪性状、与功效密切相关的优劣性状及反映道地特征的道地性状，其中真伪性状主要用于区分混伪品、非药用部位等，优劣性状主要用于快速评价道地药材的质量等级，道地性状主要用于明确道地产区。整合道地药材独有的形、色、气味、大小、质地、断面等特征，辅助理化判别反应，突出优劣性状和道地性状，研发与应用快速检测与现场检测的仪器与技术，指导药材种植管理与药材采购及监管。逐步深入研究优劣性状、道地性状与药效指标(或质控指标)、总浸出物或总挥发油等的关联性，揭示以药材性状外观作为品质评判整体指标的科学性；建立特征性状与生长年限、采收季节、加工方法的联系，将其转化为标准指标，凸显道地标准的合理性与准确性。针对多基原中药，按照品种为单位，制定专属的道地性状特征，并强调定性与定量结合、上限与下限相结合的原则，引入电子鼻、电子舌、电子眼及其他成像分析等技术与方法，逐步将性状指标定量化，设置合理的指标波动范围，准确地展示道地产区的家种、仿野生、野生药材。

(五)质量标准建立源于明确的质控指标

道地药材建立质控指标时，不但需要延续《中华人民共和国药典》要求，而且也应整合文献与现代化学-药理/毒理评价研究，增加特征指标、限度范围、指标间的比例关系、中药化学型、生物活性强度、道地特征图谱/指纹图谱、谱效关系、分子特征等方法指示道地产区、药用品种和药用部位。此外，增加识别掺杂(含非道地产区药材、非药用部位)的方法，保证道地药材的均一性。建立指标时，应充分考虑中药功效多元性问题；结合理化评价方法和生物活性评价方法，运用特征图谱、指纹图谱、多成分测定、生物效价、分子鉴定等手段反映药材质量；针对指标不明确的道地药材，突出其分子特征和活性特点，如在DNA水平上具有独特的身份标记，在整体动物、离体器官、组织、细胞及微生物水平上其药效/毒性特点有别于非道地产区；在指标可测性方面，关注指标的稳定性、特征性和测量的经济性，逐步改进指标的测定方法，增加方法的耐受性，同时使检测速度更加快速，检测通量极大提高，检测方法更加便捷经济，检测重现性更加稳定，检测结果更加准确；探索化学评价和生物评价相结合的方法，通过检测的含量和已报道或评测的活性贡献率计算药效加权或指示药材质量，依靠数值化的方法有效展示道地药材的优势。质量标准需整合可靠的毒性控制方案，考虑中毒剂量、服用量、毒性成分溶出率等关键因素，建立合理的毒性控制方法与限量数值，规范优质道地药材的生产。

（六）需要合理的质量等级标准体系

道地药材的质量等级标准体系的建立可充分借鉴中药商品规格等级与中药质量等级的原则、思路与方法，在此基础上传承与创新，融合现代的定性与定量方法，旨在形成独具特色的道地药材质量等级标准体系，推动道地药材的质量进一步提升。到目前为止，综合各类标准、著作和文献，中国已完成230余种常用中药材商品规格等级标准的制（修）订工作和行业内第一个以"质量等级"区分药材饮片"商品规格"的《西红花质量等级》团体标准。这些工作有效地指导了道地药材质量等级标准体系的建立。其主要依据基原、野生/栽培、产地来源、采收时间、加工方法、药用部位等区分道地药材规格，个头大小、长度厚度、生长年限、外观色泽、老嫩程度、纯度和完整度等划分道地药材的等级，概括地讲，道地药材品质体现在药效、检验、纯度和美观四个方面。在市场上通常使用商品规格代表药材的等级与质量，指导等价交换和优质优价，但是，商品规格等级不等于质量等级，究其原因是商品规格等级中常常未对疗效/药效及其物质含量进行等级的划分。值得注意的是，无论任何产地的任何中药材，其品质不可能完全一致；尽管道地药材的质量相对稳定，但也存在波动现象；根据品质不同，道地药材可进一步细分为特等、一等、二等、三等或合格等不同等级。所以，道地产区的药材并不都是优质中药材，也面临等级划分的现实需求。在质量等级研究中，可将传统质量鉴定经验与现代分析评价方法有机结合，整合性状特征、化学成分、生物活性、安全指数及其综合指标将道地药材标准细化为可操作的等级划分方法，将研究成果转化为权威和可靠的标准；在明晰影响药效与安全性的基础上，重点制定专属的规格等级评价方法，此外，提倡遵循传统与临床事实，开发整体评价的规格等级划分方法，达到区分优劣的目的；重金属、农残、真菌毒素、二氧化硫、内源性毒性成分等指标只需满足药典要求，便可认为优质药材，道地药材质量等级标准体系中不提倡过分拔高外源与内源毒性限量指标。道地药材标准与优质药材标准属于并列关系，不属于从属关系；尽管两者内容存在部分交叉，但两者不完全一致。一方面由于他们的研究对象不同，其中道地药材标准只适用于道地产区质量稳定的药材，而优质药材标准面向所有中药材中的优质药材；另外一方面，两者的指标设置体系不同，道地药材标准将道地药材划分为合格及以上等级，而优质药材标准则更强调优质等级。道地药材可为优质药材提供典型范本，所以，建立道地药材质量等级标准体系可有效促进优质药材的发展，也可科学指导非道地产区药材的生产。

三、道地药材质量标准的确定

道地药材质量标准建立和应用时需遵守"四条原则、六项核心内容、三类关键方法"，本着"来源于药典，高于药典"的思路，着重强调道地药材质量标准与一般药材的不同之处，兼顾两者共性之处，突出道地药材质量标准未来的发展趋势；融合规格等级标准，提倡质量等级标准，形成严谨的道地药材标准；建立合理的等级划分方法，指导优质优价实施。通过文献与现代化学-药理/毒理评价研究，整合性状特征、化学成分、生物活性、安全指数及其综合指标，运用质量溯源管理系统、"辨状论质"方法、快检技术、药效与毒性物质控制方法，追求检测技术客观化、自动化和智能化，明确影响质量的关键环节与因素；从性状特点、有毒物质、功效物质、无机物质中选择合理的质控指标，构建可靠的指标范围与特征性指标间的比例，设置合理的数据波动偏差，建立严谨的外源与内源毒性限量标准；准确反映道地药材的立地生境、种植/养殖管理方式、独特的加工与贮藏方法、道地性状特征，快速判别药材产地，有效控制药材的药效和毒性，合理划分药材等级；在基原、性状、鉴别、检查、浸出物、含量测定等项目中充分体现道地药材的优势。建立的道地药材质量标准主要服务于中药种植、加工、生产、使用单位与个人，从现实中提炼道地药材特色与优势，在标准实施、提升、再实施过程中不断发现、完善、解决与道地药材相关的技术性、社会性、政策性等问题，推动道地药材可持续发展。

第四节　常用道地药材

一、川药

川药的主产地为四川等。如川贝母、川芎、川黄连、川乌、干姜、白芷、天麻、川牛膝、川楝子、续断、冬虫夏草、麝香等。

二、广药

广药的主产地为广东、广西、海南及台湾。如阳春砂、广藿香、广金钱草、益智仁、广陈皮、豆根、蛤蚧、桂枝、槟榔等。

三、云药

云药的主产地为云南。如三七、木香、重楼、茯苓、萝芙木、诃子、草果、马钱子、儿茶等。

四、贵药

贵药的主产地为贵州。如天冬、天麻、黄精、杜仲、吴茱萸、五倍子、朱砂等。

五、怀药

怀药的主产地为河南。如著名的"四大怀药"——地黄、牛膝、山药、菊花；天花粉、瓜蒌、白芷、辛夷、红花、金银花、山茱萸等。

六、浙药

浙药的主产地为浙江。如著名的"浙八味"——浙贝母、白术、白芍、菊花、麦冬、延胡索、山茱萸、玄参；温郁金、乌梅、乌梢蛇等。

七、关药

关药的主产地为山海关以北、东北三省及内蒙古东部。如人参、鹿茸、细

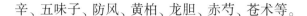

辛、五味子、防风、黄柏、龙胆、赤芍、苍术等。

八、北药

北药的主产地为河北、山东、山西及内蒙古中部。如党参、白芷、北沙参、板蓝根、土鳖虫、滑石、代赭石等。

九、华南药

华南药的主要产地为长江以南，南岭以北。如苍术、南沙参、太子参、党参、枳实、枳壳、牡丹皮、木瓜、乌梅、莲子、玉竹等。

十、西北药

西北药的主要产地为西安以西的广大地区。如大黄、当归、秦艽、秦皮、羌活、枸杞子、银柴胡、党参、紫草等。

第五节　道地药材的研究现状

中药材的品质和价格的关系在我国没有得到应有的体现，优质优价的呼声强烈。近20年就道地药材的研究投入不断加大，国内许多学者力图以某种形式或标准将道地药材与普通药材区分开来，采用和创新了多种鉴别方法。

一、中药化学指纹图谱技术

中药化学指纹图谱技术逐渐应用于中药质量标准与生产全程控制研究。在中草药注射剂稳定方面的检测应用最多。由于中药化学成分复杂，很多药物成分如多肽、多糖类等难以用常规的色谱或光谱方法检识，人们应用薄层扫描，采用各种色谱法、光谱法及各种色谱光谱联用分析技术，试图用这些实验方法找寻道地药材与普通药材的区别点。中药内部变化因素难以界定，在道地与非道地药材之间难以找到可用于识别的差异性化学成分。研究发现中药材的有效成分难以界定，也并非所含的成分越多越好，药典标识的指标性化学成分含量的高低和药效相关性尚不能完全确定，也就是说难以确定药材道地性。化学指纹图谱技术对保证中药产品质量一致性和稳定性有促进作用，适于批量生产的成药的质量控制，但不能关联或反映中药的安全性和有效性。日企生产以成方制剂为主，为保证成品质量可控，要求各批次的均一性，对指标成分含量限定较严格。我国多为辨证用药，在研究中药时应考虑用药习惯，以及中医理论的指导作用。

二、DNA 分子遗传技术

DNA 分子遗传标记法具有快速、微量、特异性强的特点，作为现代分子生物学技术重要手段，应用于动物的鉴定效果很好。植物的核苷酸进化速率低于动物，且存在更复杂的杂交和多倍化等进化，在植物中没有单独片段可像在动物基因检测时形成高效和通用条形码。植物 DNA 条形码对属以上水平的鉴定效果很好，对属内物种水平的鉴定，尤其是大属内近缘种间的分辨率有限。道地药材多为种下变异，DNA 遗传标注法在道地药材鉴别中应用非常有限。

三、生物效价检测

在现行中药质控体系基础上，借鉴生物制剂生产质量控制管理模式，建立基于道地优质药材和生物效价检测的中药质量评价与质量控制方法和指标，用于冬虫夏草、动物角类、板蓝根等中药的道地性与质量评价研究。应用时须解决生物效价检测方法选取、中药生物效价指标、感官品质指标及化学品质指标的相关性等问题。

四、组织形态三维定量分析

数字可视化中药材由我国研制成功。我国创建了基于生态解剖学、发育解剖学及数量解剖学的中药显微图像模式，中药组织鉴定三维定量与数字可视化已实现。基于二维平面的常规中药显微鉴定、定性或半定量和静态观测描述，很难全面表达中药组织形态结构和进行客观准确的鉴别，新型的数字可视化中药材技术提高了中药显微鉴定的全息性、客观性和准确性。中药组织形态三维技术虽然操作烦琐，对显微图像质量要求高，但加以改进和创新，有望用于药材的优劣评价，在道地药材鉴别方面起到一定作用。

五、生态评价研究

生态因子对道地药材品质影响各不相同。研究者采用了主成分分析、典型相关性分析、排序等综合性统计方法，研究各种生态因子对道地药材质量的影响。目前，生态环境对中药材品质影响研究，多局限于研究中药材几个化学成分与土壤和气候因子的简单相关分析。在道地药材鉴定中，如何确定生态因子选取，考量的综合度是否合理，尚须进一步确定，仅限于地质、地貌、气候、水质、土壤等因素为考量尺度的方式需要改进。

六、数理方法及地理信息技术

计算机技术和分析软件的不断开发，聚类分析、主成分分析、判别分析、模糊数学等现代应用数学方法和多元统计分析方法已应用于中药材的生态适宜性评价与生产区域划分。国内已出现中药材产地生态适宜性地理信息技术，以地理信息系统平台和多因子模糊综合评价模型为核心的定量区划技术体系，对与道地药材相关的资料或信息进行量化处理、检验和分析，可获得有数值特征的研究结论，以生态环境相似性的基本原理，准确分析出与药材道地产区最为相近的地区，进行生物引种。由于道地药材本身的复杂性和客观性，技术水平的有限性，如何建立一套科学客观的道地药材评价和定性方法，以何种方式方可保证中药材质量，是现行亟待解决的问题。

第三章

新的制备方法和现代工艺

　　民以食为天。21世纪的今天，人们在现代化快节奏生活的城市工作、生活环境氛围中，已感受到各种食品成分对身体保健的重要性，对天然高质量绿色的功能性食品更是越来越青睐。随着科技的发展，食品行业的设备、原材料、生产方式都有了极大的改变。我国古代就有盐、醋等添加剂，而现在更有了五花八门的添加剂。目前大多数的食品使用添加剂过多，对我们的身体健康有一定程度的损伤，故在追求食品添加剂无害的方面，我们一直在探索。

　　以前，人们吃不饱穿不暖，而现在大多数人的生活水平大幅提高，于是饮食习惯由吃得饱转变为吃得美，新食品原料企业发展将迎来新生机。新食品原料的食品属性与定位研究以及后续更深入广泛的食品安全性测试和食品功能性的研究，将持续助推我国食品行业科技进步和中国特殊功效食品发展。现在网购发达，众多的小零食在网络上都能购买到，但有时候不正规的工厂化生产，也可能会使好吃的小零食变成致命的"毒物"。因此，对食品工厂的规范管理和生产，提高了要求。现在中国很多地区的一些小食品工厂不仅对食品本身卫生及质量要求相对较高，而且由于产品种类相对复杂，生产制造过程季节性要求较强，有能力的还要做到全自动化生产。本章将主要从食品设备、食品添加剂、食品原料、食品工厂四大方面介绍食品的前沿制备方法和现代工艺，旨在更好地帮助食品工厂提高生产制作能力，推动新食品原料企业迅速发展。

　　任何规模的任何自动化流水线工厂企业，如果它只想追求快速生产发展和规模化组织生产，提高自身的生产与组织生产效率，就必须尽量引进国内外同类较高质量的、先进的技术、生产线及机械设备。因为只有采用较先进生产工艺设计的全自动生产设备才能更加充分准确地反映体现出工厂生产的高自动化、高质量、高效率，才能有助于工厂真正地实现半机械化或流水线式生产。换言之，采用全自动化全流水生产线，就已经意味着它必须是尽可能多采用这种产品性能结构成熟而可靠、操作使用安全又简便、效率系数比较高、速度很快、自动化连续运行及机械化程度都很高的现代化机械设备。企业只有通过这样的处理办法才能达到完全地排除和尽量地减少工厂在以往的生产过程那些造成大量工时费用浪费的频繁停车与检修情况，才能大幅度地提高整个企业的产量，提高职工平均劳动生产率。在企业生产中，劳动力的耗费在产品成本中占有很大比重。解决企业这一困扰的唯一途径是机械代替手工。先进、科学的全自动食品机械设备，可以大大地提高生产的全自动化程度。一个技术装备健全且先进的企业，可以推动和强化各项基础管理。

2021 年 10 月 18 日，中央政治局就推动我国数字经济健康发展进行第三十四次集体学习。习近平总书记在主持学习时强调，近年来，互联网、大数据、云计算、人工智能、区块链等技术加速创新，日益融入经济社会发展各领域全过程，数字经济发展速度之快、辐射范围之广、影响程度之深前所未有，正在成为重组全球要素资源、改变全球竞争格局的关键力量。食品行业是我国最大的民生行业之一。"民以食为天，食以安为先"，除了拒绝舌尖上的浪费，除了一起"晒空碗"，保障食品安全，还需要科技力量的注入，需要数字经济的推动。近年来，中国电子集团、中国信通院、各地方政府以及诸多食品行业领先企业，正通过应用数字科技，为保障国家食品安全作出贡献。

智能制造(intelligent manufacturing, IM)是指由智能机器和人类专家共同组成的人机一体化智能系统，它在制造过程中能进行诸如分析、推理、判断、构思和决策等智能活动。"工业 4.0"及各国的"再工业化"国家战略核心都是要建立一个高度灵活的个性化和数字化的产品与服务的生产模式，重点发展以智能制造技术为核心的先进制造业，为此以智能制造为代表的先进食品制造技术也必然成为未来食品产业的发展方向。

食品智能制造即围绕智能制造的感知、决策、控制及执行一体化特征，结合食品制造特点及技术瓶颈，以食品制造数据服务为中心，从食品智能设计、生产智能管控、制造装备智能化等方面全面突破食品智能制造技术的研究与应用，从而实现管控全面信息化、作业高度自动化、决策智能化。通过智能制造组织改进的食品生产将实现三方面优化，即信息流优化、能量流优化、物质流优化。

第一节　微生物油脂发酵技术

油脂既是构成和维持生命运动的基本物质之一，也是重要的工业原料。目前，随着人口的日益增长，油脂供求矛盾日益尖锐，动植物油脂已经不能满足人类的需求。微生物油脂是继动植物油脂后开发的一种新油脂资源。大多数微生物油脂富含可以降低血清胆固醇的不饱和脂肪酸，具有促进人类健康的重要作用，同时也可以作为生物柴油生产的油脂原料。微生物油脂的开发、利用可以缓解动植物油脂资源紧缺的局面，为油脂资源的获得提供了一条新的途径。

微生物生产油脂与传统的油脂生产工艺相比，除油脂含量高外，还有其他许多优点。如：微生物细胞增殖快，生产周期短；微生物生长所需的原料丰富，价格便宜；用微生物生产油脂，比用传统工艺生产油脂所需的劳动力更少，且能连续大规模生产，生产成本低。本节将概述微生物油脂发酵技术的研究进展，主要包括：产油微生物，微生物油脂的生产工艺及其要点，微生物油脂发酵技术的瓶颈及研究策略，以及微生物油脂的研究方向与展望。

一、产油微生物

(一)产油微生物的特点

(1)微生物生长周期短、生长繁殖快、代谢活力强、适应性强，易于培养和品种改良。

(2)利用微生物生产油脂所需劳动力少，占地面积小，且不受场地、气候和季节变化等的限制，能连续大规模生产。

(3)微生物生长所需原材料来源丰富且便宜，可以农副产品、食品加工及造纸业的废弃物为培养基原料，这十分有利于废物再利用和环境保护。

(4)微生物油脂的生物安全性好。

(5)不同的菌株和培养基所生产的产品构成变化较大，适合开发一些功能性油脂，如富含油酸、γ-亚麻酸、AA、EPA、二元羧酸等的油脂及代可可脂。

（二）产油微生物的种类

产油微生物的种类主要有细菌、酵母、霉菌和藻类等。真核酵母、真菌和藻类植物也可产出类似于植物油脂的甘油三酯，且原核的细菌还可产生特殊的脂类。

（1）产油细菌：在高糖条件下，细菌能够产生甘油三酯。然而绝大多数的细菌生产的不是油脂，而是复杂的类脂，且其在细胞膜上产生，提取困难，基本无产业化意义。此外，细菌的产油量较低，目前人们主要集中对藻类、霉菌和酵母进行研究。

（2）产油霉菌和酵母：主要用于生产富含多不饱和脂肪酸的油脂，该油脂主要是含有 16 和 18 个碳原子的脂肪酸，类似于许多植物油脂。王莉等对发酵性丝孢酵母的发酵产油脂工艺进行了初步优化，制得的菌体生物量为 18.2 g/L，干细胞油脂质量分数为 68.5%。

（3）产油藻类：微藻脂类的含量丰富，且其油脂组成与植物油脂很相似。微藻油含有功能性的不饱和脂肪酸，如 EPA、DHA 和 PUFA，其中，PUFA 具有生长周期短、营养需求单一等优势，且还能通过优化培养条件提高 PUFA 的含量，故其可作为鱼油 PUFA 的替代品，市场前景广阔，值得人们开发应用。

（三）产油微生物的产油机理

微生物生产油脂主要包括细胞增殖和脂质累积两个阶段。发酵是细胞增殖的早期阶段，这一时期以损耗培养基中的碳源、氮源，来维持微生物的正常生长代谢。当氮源不足的条件下，微生物没有进一步繁殖，而是将过量的碳水化合物转化为脂类，就形成了油脂。

二、微生物油脂的生产工艺及其要点

（一）微生物油脂的生产工艺

微生物油脂的生产工艺流程：菌种筛选—原料—灭菌—菌体培养—菌体收集—预处理—油脂提取—精炼—成品油脂。

在微生物生产油脂的基本工艺中，首先对菌种进行筛选，以筛选出产油脂量高的菌株；再利用物理或化学的方法灭菌，并依次对菌体进行收集和预处理菌体的细胞壁，以便分离油脂、蛋白质等物质；然后依据实际情况选用合适的提取方法对微生物油脂进行提取；最后进行水化脱胶、碱炼等步骤对油脂进行精炼，即可获得高品质的微生物油脂。

(二)生产工艺要点

(1)菌种培养的基本条件：微生物生长所需的主要原材料为碳源(如葡萄糖、蔗糖)、氮源(如尿素、玉米糖浆)，以及一些必要的无机盐。微生物的培养主要有液体培养法、固体培养法和深层培养法，其中最常用的是深层培养法。

(2)预处理：微生物产油过程中，必须先对菌体进行预处理。预处理的方法主要有细胞干磨法、细胞自溶法(菌体在 50 ℃下溶胀 2~3 d)、蛋白质变性法、超声波粉碎法等。

(3)油脂提取：提取微生物油脂的方法包括索氏提取法、超临界 CO_2 法、酸热法和有机溶剂法等。

三、微生物油脂发酵技术的瓶颈及研究策略

现阶段，微生物油脂开发技术已逐渐走向成熟化和工业化。但是，当前大规模化生产仍有一定困难。

在原料及原料处理技术方面，将各种丰富木质纤维素资源处理成可发酵原料的技术还不成熟，如原料利用率低，原料中存在油脂合成抑制物质，发酵过程中对原料降解不够完全。因此，需要加强对产油菌株原料适应能力和抗逆能力的筛选和驯化研究，通过对野生菌株进行诱变、基因重组、细胞融合和定向进化可获得具有更高产油能力、原料适应能力和抗逆能力的突变株。同时进一步研发可大规模高效处理原料的技术，可降低微生物油脂生产成本。

在发酵模式方面，应该针对目的菌株或生产菌株，通过动力学比较研究，获得适宜高产油脂的发酵模式。

油脂合成代谢方面，通过蛋白质组学、代谢组学、转录组学可在分子水平上进一步阐明，产油微生物在发酵过程中的油脂合成途径、相关代谢网络，从而依靠代谢机制调控发酵策略和技术，最终实现大幅度提高油脂合成能力的目的。在油脂产物的提取和分离方面，针对不同产油微生物的细胞壁结构特征，研究快速、高效油脂提取技术，提高油脂回收效率，为微生物油脂产业化的下游工程提供技术支撑。

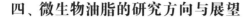

四、微生物油脂的研究方向与展望

随着科学技术的进步和生物科学的发展，微生物油脂的研究方兴未艾，尤其是根据各种微生物产油的培养条件及产油机理而研究微生物混合培养生产油脂、开发利用微生物油脂进行功能性油脂的生产，利用工业（特别是食品工业）废水及废气培养微生物生产油脂，利用微生物油脂、微生物柴油作为原料油脂等方面的研究更是具有广阔的前景。

根据各种产油微生物的培养条件及生长特性，可以尝试微生物混合培养生产油脂。因为它们有协同效应，所以混合培养是微生物油脂的一个新的研究方向。开发利用微生物进行功能性油脂的生产已经成为当今的一大热点，如利用深黄被孢霉进行亚麻酸的生产，以及利用微生物培养生产营养价值高且具有特殊保健功能的功能性油脂的研究。利用工业废水、废气培养微生物并添加适当培养物进行油脂的生产可谓是一举多得，一方面处理废水、废气等能起到环境保护的作用，另一方面因为能够产生油脂可解决人类资源短缺的问题。总之，微生物油脂的生产技术在不断趋向成熟，而且将成为新世纪油脂工业的一个发展方向，使油脂行业的加工范围更加广阔，并在促进人类保健方面、解决人类能源问题中将起着越来越重要的作用。

第二节　压榨膨化技术

压榨膨化技术是集混合、搅拌、破碎、加热、蒸煮、杀菌、膨化及成型为一体，实现一系列单元同时进行连续操作的新型加工技术，其工艺简单，能耗低，成本低，具有多功能、高产量、高品质的特点，在细化粗粮，改善杂粮口感，钝化不良因子、提高蛋白质消化率等方面具有重要作用。压榨膨化后的产品种类多，营养成分保存率和消化率高，食用方便。

当物料被送入压榨膨化机（图3-1）中，在螺杆、螺旋的推动作用下，物料向前呈轴向移动。同时，由于螺旋与物料、物料与机筒及物料内部的机械摩擦作用，物料被强烈地压榨、搅拌、剪切，其结果使物料进一步细化、均化。随着机腔内部压力的逐渐加大，温度不断升高，在高温、高压、高剪切力的条件下，物料物性发生了变化，由粉状变成糊状，淀粉发生糊化、裂解，蛋白质发生变性、重组，脂肪发生氧化、氢化及顺反异构化，纤维素发生部分降解、细化，致病菌被杀死，有毒成分失活。当糊状物料由模孔喷出的瞬间，在强大压力差的作用下，水分急骤汽化，物料被膨化，形成结构疏松、多孔、酥脆的膨化产品，从而达到压榨膨化的目的。

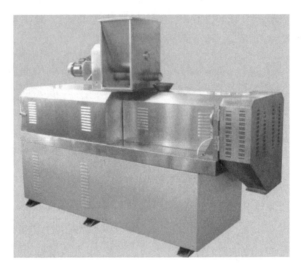

图 3-1　压榨膨化机

一、压榨膨化过程中物料组分的变化

（一）淀粉

随着压榨强度的提高，淀粉糊化程度也会增加。这些大分子降解的程度受压榨因素的影响如温度、水分含量及螺杆转速，这些压榨因素导致最终产品发生一系列的物理、化学变化，同时也导致其消化率发生变化。淀粉有直链淀粉与支链淀粉之分，它们在压榨膨化过程中表现出不同的特性。淀粉中直链淀粉含量越高，膨化物的膨化指数越小。

（二）蛋白质

在一般压榨条件下，指室温或低温、高含水量、低螺杆转速，植物蛋白的营养价值通常有所增加，这主要归功于对蛋白质第1、2级高级结构的结构修饰和原存在于植物食品中蛋白酶抑制剂的变性失活作用。在剧烈的压榨条件下，指高温、低含水量、高螺杆转速，蛋白质的消化率和氨基酸的利用率会降低。一个主要的原因就是美拉德反应导致氨基酸利用率的降低。赖氨酸是谷物中的限制性氨基酸，其利用率的降低会立即导致蛋白质营养价值的降低。

(三) 脂肪

压榨膨化可能会降低脂肪的营养价值，其机制包括氧化、氢化及顺反异构化作用。压榨膨化后，脂肪含量会随直链淀粉–脂复合物的形成而减少；不饱和脂肪酸与饱和脂肪酸之间的比例会有所降低，反式脂肪酸会有所增加。但这种变化微乎其微，以至于不会对营养价值造成显著影响。

(四) 其他成分

有关纤维素在压榨过程中的变化，比较一致的观点是认为压榨可显著提高可溶性膳食纤维，并改善其理化性质和储藏性能，产生了微粒化效果，这主要是经过高温、高压、高剪切力的压榨膨化后，纤维素、木质素分子间化学键裂解，分子的极性、化学特性和生物化学特性都发生改变。

在压榨过程中糖呈熔融状态，若温度太高，糖容易焦糖化，会影响产品感官质量，严重时还会导致堵机。在压榨过程中，食品中维生素的损失率随着套筒温度的升高、物料含水率的降低和在套筒内停留时间的增加而上升。

二、压榨膨化设备

(一) 通过电机改善压榨膨化设备性能

随着近些年来科技水平的不断提高，也可以在一些压榨膨化设备中使用结构复杂的电机，这种电机虽然维护相对比较不便，但是它的使用过程非常灵活，在一定程度上可以进行平滑运行，对速度的要求也是有一定严格程度的，因此准确使用电机，也可以在一定程度上确保产品的质量。

(二) 压榨膨化设备自动控制系统的改进

计算机的使用不仅能够高效地解决自动化控制的问题，而且它还不会影响产品质量，通过资源共享及运用其他设备，来达到调制的目的，进而使产品的生产线处于控制范围内。

(三)压榨膨化设备的种类

压榨膨化设备有单螺杆压榨膨化机、双螺杆压榨膨化机和三螺杆压榨膨化机(图3-2),目前应用较多的是单螺杆和双螺杆压榨膨化机,三螺杆压榨膨化机是近年来出现的新产品。

单螺杆压榨膨化机虽然生产成本、能耗较低,但是工艺参数较难控制,机器不容易清洗,产品形态较差,对原料要求高,主要用于淀粉含量较高的物料,不适用于油料作物。随着压榨膨化技术的发展,随后出现了双螺杆压榨膨化机和三螺杆压榨膨化机。

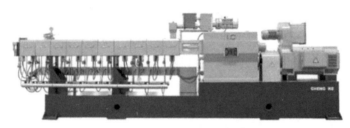

(a) 单螺杆压榨膨化机

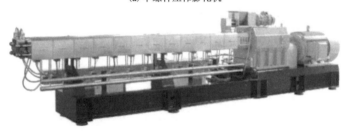

(b) 双螺杆压榨膨化机

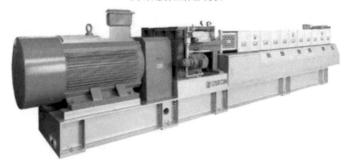

(c) 三螺杆压榨膨化机

图3-2 压榨膨化机设备

三、压榨膨化技术在食品工业中的应用

压榨膨化技术应用于食品加工可以分为两类：一类以薯类及谷物作为主料，经过膨化形成疏松多孔状产品、再经脱水和油炸后，在表面添加各种美味的调味料，制成老少皆宜的膨化休闲小食品，如爆米花、膨化虾条等；另一类为夹心膨化小吃食品。另外，膳食谷物早餐、婴幼儿食品、调味剂等食品中也应用到了压榨膨化技术。

食醋、酱油、黄酒、啤酒等发酵工业中已经成功应用压榨膨化技术。采用经过压榨膨化后的谷物类原料，对发酵过程非常有利，因为蛋白质、淀粉等大分子物质在压榨膨化过程中都已被降解成可溶性糖和氨基酸等小分子物质，这些小分子物质恰恰是酵母在发酵初期所大量需要的。同时压榨膨化后原料结构发生改变，与酶和酵母的接触范围大大增加，加快了酶促反应，减少了酵母和酶用量，从而缩短发酵周期。

由于运用压榨膨化浸出法生产的食用油具有油品质量高、油脂浸出速度快及能耗低等优点，目前大部分油脂生产工厂都已在生产油脂的过程中应用压榨膨化预处理技术，相关企业正在考虑是否将压榨膨化预处理技术作为标准生产技术进行推广。

四、压榨膨化技术在饲料工业中的应用

(一) 宠物饲料

压榨膨化技术在饲料工业中主要用于生产加工宠物食品、反刍动物蛋白补充料的尿素饲料等。它在加工特种动物饲料、水产饲料、早期断奶仔猪料及饲料资源开发等方面具有传统工艺无可比拟的优点。将压榨膨化技术应用于饲料工业大大增加了资源的利用率，提高了生产效率，降低了成本，得到的饲料营养全面且产品形态好。

一般而言，饲料的原料加工主要以谷类为主，因此压榨膨化机在压榨的过程当中，可能会发生由压力分配不均所导致的错误，使用双螺杆压榨膨化机可以在一定程度上减少压力分配不均所带来的错误，避免产生类似于单螺杆压榨膨化机所带来的无法精确剪切的效果。因此使用双螺杆压榨膨化机可以节省成本，进而有效地将肉类产品进行压榨，制作出生产效率很高的，而且有一定质

量保证的新鲜饲料。

(二)国内外饲料压榨膨化设备的碰撞

国外一些十分著名的压榨膨化设备企业,比如美国的 Wenger 公司、德国的 AK 公司和美国的克莱斯勒公司。目前这些公司的压榨膨化设备已经能够达到自主控制的效果,通过使用一些信息化的电子设备,使自动控制调节和自动化数字显示相结合,已经发展成具有自己特色的一种先进设备,并且都形成了一定的产业规模。近些年来,我国对这种科技研究也进行了大量的投资,因此目前这种技术发展得比较好,且随着这些年来饲料工业的不断发展,对压榨膨化设备的发展也起到了一定的促进作用。

(三)特色饲料压榨膨化设备

近些年来,许多商家都使用了一种联合的方法对膨化进行多方位加工,最后,统一联合成膨化类产品,这种加工方法就是从各自的流水线出来后,再统一进入到一个大的加工中心进行膨化加工,而这个加工过程会使用到一些特殊的模具进行特殊处理,从而生产出一些具有特色的产品,比如生产出有颜色或花纹等鲜明特点的产品,以吸引人们的眼球。

目前一些国际发展准则都是围绕保护环境、节约能源及可持续发展来进行开拓创新的,因此在维护商业利益的同时,更要达到高质量的品性。所以使用一些高技术的设备,从而将压榨膨化设备的发展提高到一个新的阶段,这方面我国还需进一步研究。

五、压榨膨化技术在中药加工中的应用

中药材膨化原理是将中药材送入压榨膨化机中,药材进入机筒内部后,在螺杆相互推动压榨下呈轴向性向前移动。随着机腔内部温度、压力及剪切力度的不断加大,机筒内外产生巨大压力差,当机筒内部达到一定高压时便会降到低压状态,随即物料被挤出。此时,药物内部水蒸气会瞬间膨胀,使细胞壁破碎,挤出物质地疏松,表面呈现空心网状结构,此为膨化效应。

中药在压榨膨化过程中产生一系列物理和化学反应,使得膨化后的中药材在内部结构、表观特征和化学组成等理化及药理活性、营养方面均产生了很大改变。有研究表明,经膨化后的中药材不仅内部结构和外部形态变得更加膨胀

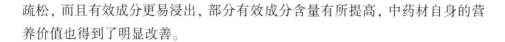

疏松,而且有效成分更易浸出,部分有效成分含量有所提高,中药材自身的营养价值也得到了明显改善。

(一)压榨膨化技术对药材内部组织结构及质地的影响

一些质地坚硬的中药材在膨化过程中,其内部薄壁细胞的破壁率在90%以上,体积增大3~9倍,致使膨化后的中药材由内而外变"大",即细胞孔隙增多、表面积增大,质地也变得更加疏松。

名贵中药材红参经膨化炮制后,药材断面由原来的致密状态变为疏松多孔的蜂窝状,质地由坚硬变为蓬松且可达到用手轻捏即碎的程度,但关于其机理并未有进一步说明。程芬、薛军分别对淀粉含量较高的中药材半夏、莲子等进行膨化加工处理,经膨化后,由于淀粉颗粒结构的消失,内部组织中细胞壁破碎,使组织空隙变大,表面呈空心网状结构,且质地变疏松。

(二)压榨膨化技术对药材有效成分含量的影响

药材成分的溶出率直接影响其有效成分含量的变化,随着药物成分溶出率的提高,部分有效成分含量也会随之增加。如经膨化后,骨碎补中的柚皮背、半夏中的多糖及山药中的尊黄皂昔元含量等较生药材及其他方法炮制后的有显著性提高。

(三)压榨膨化技术对药材生物活性的影响

半夏多糖有抗肿瘤的药理作用,半夏经膨化后,随着多糖含量的增加其抗肿瘤活性也显著提高。经加压膨化方法处理后的桔梗、甘草和狗脊等中药材的镇痛效果显著提高;白芍的肝保护作用增强;灵芝由于膳食纤维的改性,增强了其水溶性效果,在和胃健脾、润肠通便方面的功能也增强。

压榨膨化技术的应用,可使部分中药材达到增效减毒的作用,使其药理活性往更有利于人体利用的方向发展;但也有一部分中药材经压榨膨化加工后其某些药理活性并未发生改变,有的甚至往不利的方向发展,故在膨化时应注意该方法的使用对中药材的药理活性产生的不同影响。

(四)压榨膨化技术对药材口感风味变化的影响

随着人们生活水平的提高,"良药可口"成为我们追求的新目标。《中国药典》2020 年版中记载的中药材，大部分都含有不同程度的不良气味，中药固有的不良口感成为其发展的最大障碍。为解决这一难题，有学者从药材的源头炮制阶段入手，通过压榨膨化技术改变其口感不好的性状。

银杏治疗咳嗽、哮喘的效果较好，但口感很差，影响患者对药物服用的依从性。王琴等发现经膨化后的银杏，其淀粉成分发生糊化现象，使得银杏口感更酥脆，且保留了银杏特有的香味，而香味掩盖其原有的苦涩味。膨化后的银杏不仅口感风味变好，还在很大程度上提高了营养价值。

经压榨膨化后的中药材，不仅质地及结构发生了变化，还在一定程度上改变了其口感风味，其口感更酥脆，气味更醇香，一改中药材原有的难以令人接受的独特气味，使其被接受性增强。压榨膨化技术的使用给中药及其产品带来了新的发展方向，不仅丰富了药材多样性，还增添了人类对新兴产品的需求，从而推动了我国传统中药的应用与发展。中药经压榨膨化法炮制加工后，部分药材有效成分溶出率显著提高，有效成分含量也有所增加，生物利用度也得到提高进而减少了患者的服用剂量，同时经膨化后的药材口感变酥脆、味道更醇香。

第三节　食品绿色加工的技术初探

对绿色加工技术的概念，人们有许多不同的见解。绿色加工技术可以是指绿色环保的，与各类先进的机械控制技术、材料科学技术、生物加工技术结合的一种现代科技化技术；绿色加工技术也可以是指在生产加工过程中遵从绿色环保理念，采用科学的加工工艺，保障食品安全的同时，防止或尽量减少加工中营养物质的流失、降解，加工过程对环境友好，无污染。

在我国食品加工技术全面发展的今天，各种全新的加工理念和高新材料被广泛运用于果蔬产品加工中，比如乳酸发酵技术和生物保鲜技术。近年来，我国绿色加工行业同样开发和采用了一些先进技术来提高食品加工过程中的效率和质量，例如真空微波干燥技术、超临界萃取技术、膜过滤技术等。所以在未来，绿色加工技术将成为必然的发展新理念和新趋势。但目前我国在加工过程中也面临着一些问题：如加工技术应用程度低；未做到产学研相结合；关键加工设备长期依靠进口。这些当前所不足的地方都是我们在未来需要提升的。

一、当前的食品绿色加工技术

（一）真空浓缩技术

为了保证加工食品的风味及营养价值，常使用真空浓缩技术，其原理是用真空泵等减压仪器对真空罐加热，使其压强减小而降低沸点，从而使水分蒸发达到浓缩的目的。真空浓缩技术具有很多优点，液体物质在沸腾状态下溶剂的蒸发很快，其沸点因压力而变化：压力增大，沸点升高；压力降低，沸点降低。因此在较低温度下蒸发，可以节省大量能源。同时，由于物料不受高温影响，避免了热不稳定成分的破坏和损失，更好地保存了原料的营养成分和香气。

（二）冷杀菌技术

冷杀菌技术是一种高效的杀菌方法，它可以在杀菌过程中使得食品温度不升高或升高很低，有利于保留食品的功能成分。对一些对环境要求极高的食品，如果汁，传统的高温杀菌由于会改变酶的特性而破坏食品原来的风味已经不能满足其加工要求。国内外研究出一些新型的冷杀菌技术，如超高压杀菌、超高压脉冲电场杀菌、紫外杀菌等，这些冷杀菌技术引起了食品科学研究工作者的高度关注。

冷杀菌技术是指在杀菌过程中食品温度不升高或升高很低的一种安全、高效的杀菌方法。冷杀菌不仅有利于保留食品功能成分的生理活性，还有利于保留色、香、味及营养成分。

（三）超高压处理技术

超高压处理技术（ultra-high pressure processing，UHPP），又称超高压技术（ultra-high pressure，UHP）、高静压技术（high hydrostatic pressure，HHP）、高压食品加工技术（high pressure processing，HPP）。

不同于冷杀菌技术，超高压处理技术是利用高压处理食品中的蛋白等活性物质使其变性而失去活性。这项技术已经被广泛应用于果蔬的存储，既能延长其保质期，又能保证其口感新鲜。超高压处理技术符合现代食品行业"天然、安全、营养、卫生"的发展理念，能够满足广大消费者所追求的"天然又健康"的食品需求。但是，由于该技术对设备要求较高、工作强度小等不足，将其投入大规模工业化生产还需要一些时日。

(四)冷冻干燥技术

冷冻干燥技术是将食品先进行低温冷冻,然后再放在真空条件下加温干燥,使食品中经冷冻而结成的水分由固态挥发成气态而达到去除水分的作用,制成冻干品。

这种食品的优点是营养素能完好地保存,保存的时间可以很长。由于食品是在真空条件下脱水的,食品内部的组织和脉络系统受到的破坏很少,复水后可恢复到原来食物的性状和滋味,并且能最大限度地保持果蔬类食品的风味和营养物质。

冻干食品具有多孔海绵状结构,虽然在复水时水分易进入,但带来了新的问题:一方面,当食品暴露于空气中时易吸潮,发生氧化降解;另一方面,蓬松的外观结构使食品体积较大且易碎,不利于包装、运输和销售。

(五)膜分离技术

膜分离技术(membrane separation technology,MST)是天然或人工合成的高分子薄膜以压力差、浓度差、电位差和温度差等外界能量位差为推动力,对双组分或多组分的溶质和溶剂进行分离、分级、提纯和富集的方法。MST具有节能、高效、易于操作等特点,可代替传统的如精馏、蒸发、萃取、结晶等分离技术,可以说是对传统分离方法的一次革命,是当代国际上公认的具有高效益的技术。

膜分离技术具有如下特点:①膜分离过程为物理过程,在分离中无须引入新物质,可以节约能源和减少对环境的污染;②大多数膜分离过程不发生相变,消耗能量低,因此新兴的膜分离技术是一种节能的技术;③膜分离过程的工作温度接近室温,特别适用于对热敏物质的处理,如果汁及一些药品的分离。

(六)纳米技术

纳米技术是指在生产、加工或包装过程中采用了纳米技术手段或工具的食品加工技术,主要包括纳米食品加工、纳米包装材料和纳米检测技术。目前的纳米技术主要用于食品的保鲜,早前用的塑料类材料多以聚氯乙烯为原料,不仅可能有毒，还难以降解污染环境。而以氧化硅、氧化钛、氧化银等原料制成的纳米包装材料则可以完全取代塑料包装材料。纳米材料还可和壳聚糖一起被制作成果蔬涂膜对果蔬进行保鲜处理，有效延长了商品的货架期。

纳米食品不仅仅意味着就是原子修饰食品或纳米设备生产的食品，而且是指用纳米技术对食物进行分子、原子的重新编程，使某些结构发生改变，从而能大大提高某些成分的吸收率，加快营养成分在体内的运输，延长食品的保质期。也有学者将纳米食品定义为，通过对人类可食用的天然物、合成物、生物生成物等原料采用工程技术加工制成的可用分子式表示的分子级物质，并根据人体寿命与健康进行不同配制的食品。

二、新型的食品绿色加工技术

(一) 微波加工技术

常见的微波技术一般用于食品的烘焙、烧烤、干燥、杀菌、脱水等，其中，因微波杀菌的速度快、时间短、杀菌均匀且不会破坏食品的风味和营养物质等优点而被广泛使用。在家庭中，也常用微波对食品进行解冻和加热。如今，单一的微波技术已不能满足食品行业的需求，现已发展了各种微波结合技术，已有将微波与真空结合的技术，由于微波对植物细胞壁和细胞膜的破坏作用可以将细胞中的物质渗出，提高加工效率，因此被用于一些果蔬的快速干燥。有研究发现，将微波技术与萃取技术结合可以更好地提取干姜中的物质以达到分离的目的，从而使得在加工过程中应用原料更加广泛，同时加工所得到的提取物可做出姜精油和果汁。此结合技术既环保又高效，且极大地减少了资源消耗。

(二) 高压脉冲电场技术

高压脉冲电场(high intensity pulsed electric field, HPEF)主要由样品处理器、脉冲发生器、温度检测装置、冷却装置等组成，是一种新型的食品绿色加工技术。高压脉冲电场是冷杀菌技术的一种，属于非热加工技术，穿透力不够、杀菌不彻底，但它能更好地保证食品尤其是果蔬类的营养价值与天然成分，同时，高压脉冲电场技术由于是在电场的作用下完成对食品的加工，极大地降低了食品的安全隐患，且其能耗小、污染少，故对环境更加友好。

(三)辐射灭菌保鲜技术

辐射灭菌主要是利用射线或加速器产生的电子束与物质发生化学、物理或生物作用而杀灭细菌,以达到灭菌目的的一种加工技术。在食品行业应用广泛,常见的有通过辐射灭菌技术抑制果蔬的发芽,灭除食品中的微生物等。同样利用辐射灭菌进行贮藏是一种易控制、无污染、穿透性强的纯物理加工手段。

(四)超声波技术

最近几年,超声波技术应用越来越广泛,已经不断地运用到食品加工各个领域。超声波技术主要用于花、果实、种子当中的香及植物油的提取,果蔬当中的汁液提取以及动物组织中有害物质的提取;用于杀菌防腐剂等可改善食品风味和保存条件的添加剂;用于味精、蔗糖的结晶与冷冻加工过程中(冷却速度均匀);用于肉制品加工过程中以减少肉串的结缔组织提高肉制品品质;用于酒类的酿造。

第四节 酵素产品研究

酵素(ferment)的研究最早可以追溯到 20 世纪,起源于日本,为生物催化剂——酶,指生物体自身所分泌的具有催化效果的活性大分子,其成分往往为蛋白质或核酸。依据《酵素产品分类导则》规范,酵素是指以动物、植物、菌类等为原料,添加或不添加辅料,经微生物发酵制得的含有特定生物活性成分的产品。酵素中起作用的主要生物活性成分包括植物原料和微生物所供应的各种营养素,一些发酵生成的生理活性物质,有维生素、多糖类、多酚类、氨基酸、酯类、酶类有机酸,各种益生菌和矿质元素,以及自然植物留存的一些植物化学物质(phytochemicals)。因而酵素产品具有丰厚的营养价值和较高的经济价值。

一、酶和酵素的概念与区别

学术概念上的酶,代表生物催化剂,是具有高度挑选性和催化活性的一类蛋白质。在生物体内发挥着催化营养、转化能量及调节新陈代谢等效果。现在许多研究将酵素的概念总结为：在一些益生菌例如醋酸菌、酵母菌、食用真菌、乳酸菌的作用下，对由一种或若干种中草药、水果类、蔬菜类物品组成的原料在特定环境下进行发酵，从而生产出富含矿质元素、维生素和一些有益的次生代谢产物的具有特定功能的发酵产物。

现在市面上的大部分酵素产品，其制作方法与一些发酵产品类似，都是利用酶的功效，改变产品中物质的存在形式和现存含量。像米酒、食醋、酸菜、酸奶这些利用微生物的发酵制成的产品，在广义上也可被称为"酵素"。在这些食品中，其中相关有效成分是整个发酵过程整体，其包含产酶微生物和其产生的一些对人体有益的功能因子，以及在食品中仍具有生理活性的酶物质。而酶是一种可催化、修复细胞组织的成分，可使血液循环加快，在生物学中有明确定义且存在形式确定的物质。许多研究把酵素类比酶，甚至在二者之间画上等号，一视同仁，这种观点是不对的。两者并非同一概念，酶可以是酵素，而酵素不一定完全是酶。

二、酵素的发酵工艺

因制备酵素的原料种类多样，且因产自不同的地区故而所含营养成分各不相同，因而酵素制备要依据原料营养成分的详细含量和用量，需实践剖析后总结出一套专用的发酵工艺，以尽可能使产值最大化。酵素主要的发酵形式可分为两类：传统的天然发酵和现代化的接菌发酵。

(一) 天然酵素的发酵工艺

天然酵素发酵是传统的发酵办法，凭仗环境或原料本身带有的微生物进行发酵，一般常用的微生物主要有酵母菌、米曲霉及乳酸菌。

传统的天然发酵工艺周期较长，可变要素对酵素的发酵进程影响较大，发酵条件不受控制，导致发酵失利。使天然酵素发酵条件从发酵开始至发酵停止都保持不变，为保证发酵成功提供一个新的思路。

(二) 人工接菌酵素的发酵工艺

人工接菌酵素发酵工艺是利用一些已知的在发酵过程中起主要作用的菌种，例如，酵母菌、醋酸菌、乳酸菌或相似菌种，经人工挑选，调整发酵菌种的数量，进行酵素发酵的过程。

天然酵素的发酵工艺与接菌发酵工艺各有优缺点：天然酵素发酵进程不易控；接菌发酵工艺发酵周期相对较短，发酵过程稳定。因此，这两种发酵工艺在工业化开展中仍须进一步对比研究，从而促进酵素制备工艺的立异性开展。

三、酵素的功用

(一) 维持体液酸碱平衡

正常人的体液呈弱碱性(pH 7.35~7.45)，而有一部分人，其身体是酸性体质，其体内的内环境 pH 低于7.35。酸性体质直接导致细胞功用变弱，新陈代谢减慢，施加在肾脏、肝脏上的压力增大，两者的作用效果无法达到要求的水准，从而使体内堆积大量的废物。酵素可调节体内的酸碱平衡，使偏离正常值的人体体液酸碱度恢复至正常水平，不仅如此，酵素还可以扫除体内废物，促进肠内细菌菌群之间的生态平衡，使有益菌成为优势菌种，从而起到强化细胞、促进消化、增强抵抗力，以及让身体各方面维持平衡的作用。

(二) 消炎抗菌

酵素是一种天然的抗生素，其不仅能够杀伤细菌，还能够促进白细胞的灭菌抗炎功能。

(三) 解酒护肝

肝脏能够代谢许多成分，是人体内解毒和储存能量的重要维护器官。肝脏中的乙醛脱氢酶和乙醇脱氢酶，能够将酒精变成水和碳酸。过度喝酒，超过肝脏的承受能力，会使肝脏受损。喝酒前服用酵素，就能够在酒精进入肝脏之前，对酒精进行阻拦并分化，再经过胃肠道排出体外，有效地保护胃部和肝脏，起到解酒护肝的效果；同时，酵素能够迅速分解酒精，防止大脑及体内器官被麻痹，改善宿醉、头痛等现象。

(四) 净化血液

酵素能分化、排出血液中的废物和炎症所产生的毒素，防止血液循环不良，引起腰酸背痛、疲倦无力、食欲不振等症状。

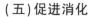

(五)促进消化

酶素可促进人体消化液的分泌,增强胃肠对食物的消化与吸收能力,然后起到促进消化吸收的效果。食物中的某些不易被吸收的营养成分在酶素的作用下,被分化成更易被人体吸收的小分子物质,这可进一步提高食物的利用率,有利于增强机体免疫力。

四、食用酶素生产的安全性剖析

(一)生物性损害

食用酶素加工过程中如所用用具、设备消毒不完全,则不能有效阻隔有毒杂菌的污染。在食用酶素工业生产中,要装备足够且适合的设备和设施,应用最佳发酵工序,创建卫生安全的生产环境,降低生产进程中受杂菌直接污染或穿插污染的风险。

天然发酵工艺存在发酵周期过长(6~24个月)、果蔬表皮微生物难以清除和高糖环境下产品易受杂菌污染等问题,极大影响了酶素产品的开发和使用。针对天然发酵工艺存在的问题,出产酶素的企业应当选择更为规范、合理的生产办法,以求准确把控发酵条件来保证产品质量。

菌种在长期使用中有可能会突变成毒株,影响酶素产品的质量和安全,故在生产上必须要定时对菌株进行复壮,以保证菌株的安全性。

(二)化学及物理性损害

在酶素的生产原料的栽培、采摘和清洗等前处理过程中,存在农药、重金属离子和化学试剂等残留物,形成化学性损害。尽管微生物对这些有毒有害成分有一定的分化转化能力,但是在食用酶素产品的生产过程中仍须严格把控,防止引进有毒有害化学物质。此外,因为现在食用酶素生产企业仍首要选用传统的天然发酵工艺,存在出产规模小、设备简陋落后等问题,故易在生产酶素的过程中形成物理性损害。因而,食用酶素生产企业应当积极引进现代化食用酶素发酵工艺,并选用规范化生产操作规程,以降低物理性损害,保证食用酶素产品的卫生质量安全。

五、酵素产品现状

现在，我国酵素产品的市场需求增加很快，市场上相继出现了许多种类不同的酵素产品，但因为相关研究相较于其他国家起步晚，理论根底和产品加工工艺还不完善，现在国内关于评价酵素产品主要功效的相关质量规范还没有详细施行，商场上酵素产品质量良莠不齐，种类无显著区别。鉴于酵素产品市场规则需要完善，生态文明建设还需要一段时间，因此相关行业协会领导应加强监管，加快推进相关规范的施行。

第五节　冰温技术在食品贮藏中的应用

冰温技术作为一种新兴的食品贮藏保鲜技术，既能抑制微生物的生长繁殖，又能保留食品的理化性质和保证食品的感官品质，尤其对果蔬类、肉制品的贮藏有着极其重要的意义。本节将阐述冰温技术机理及其优缺点，在食品贮藏方面的应用及发展前景。

一、冰温技术机理及其优缺点

(一) 冰温技术机理

大多数生物冰点都在 0 ℃以下，组织细胞成分通常包括无机盐、糖类及可溶性蛋白质等。冰温技术的作用机理主要涉及两个方面：一是食品温度在冰温范围内时，组织细胞保持活跃状态；二是对冰点较高的食品，可以加入有机物或无机物，使其冰点降低，扩大其冰温带。食品冷却过程中，组织分泌出无机盐，使细胞一直存活。若冷却温度接近冻结点，食品便会休眠，组织消耗减少，新陈代谢变缓，从而起到食品保鲜的作用。

(二) 冰温技术优缺点

冰温技术的优点是不破坏细胞，即可有效抑制有害微生物的活动及各种酶活性的变化，延长保质期；缺点是冰温温度范围很窄，温控精度要求高，且不同食物有不同的冰点，因此温度很难控制，另外，成套设施投资巨大。

二、冰温技术的应用

(一) 果蔬冰温贮藏

冰温技术有很好的果蔬保鲜效果,如葡萄、桃、大蒜等,采用冰温技术贮藏能很好地抑制微生物和害虫生长,使果实的保质期延长1倍。采收后的果蔬的新陈代谢旺盛,呼吸是其重要体征。一般来说,温度降低,呼吸减慢,营养损失减少;反之,则呼吸旺盛,营养损耗增加。研究表明,当冰温贮藏温度临近冻结点时,食品达到一种休眠的状态,可防止有害微生物入侵、降低新陈代谢速率、减少营养损耗,从而使食品品质更佳。

1.冰温技术对生菜、西兰花的影响

生菜是一种世界性蔬菜,世界各地均有种植。采后生菜自身代谢活跃,呼吸强度较高,因此,有效贮藏很重要。研究表明,相较于传统冷藏方式,冰温贮藏能显著抑制生菜的呼吸作用,可以更好地延缓生菜衰萎,使其保持完整性、新鲜性。

同样,在对西兰花的研究中,冰温技术对西兰花有良好的抑制衰萎、保持新鲜的作用,可保证其营养不流失,并延长货架期。

2.冰温技术对金冠苹果、吊干杏的影响

金冠苹果是我国重要的苹果栽培品种,果实含有丰富的营养物质,可预防多种疾病,但却容易软化、起褶皱,不易保存。研究表明,苹果贮藏期间,冰温技术可显著降低乙烯释放速率,减缓果实成熟和衰萎,有效保持果实的基本品质,并可明显减缓苹果表皮水活值上升,推迟果实表面绿色消退,使其在240 d内,可一直保持果实饱满、褐变面积较小、果实硬度较好的状态。同样,在吊干杏的研究中,冰温技术能使吊干杏保持较好的品质。冰温技术可减缓维生素 C含量的减少,使丙二醛(MDA)的积累受到有效抑制,从而延缓果实成熟衰萎的进程。

3.冰温技术对其他果蔬的影响

于继男等研究了冰温技术对蓝莓品质的保鲜效果。研究表明,相对冷藏,

冰温技术可以更好地抑制蓝莓腐烂率的升高，降低维生素 C 含量下降速率（花色苷含量下降速率也显著低于对照组），降低呼吸强度，减缓乙烯释放速度，抑制脂肪氧化酶（LOX）活力，从而达到延缓果实衰萎的目的。

冰温技术为果蔬贮藏提供了更好的品质保障。另外，将其他保鲜技术与冰温技术结合，如将气调包装与冰温技术结合，形成混合式栅栏技术，也可以有效延长保质期。

（二）水产品冰温贮藏

水产品一直因其鲜美口感深受大众喜爱。但水产品在运输过程中，死亡率较高，损失较大。冰温贮藏优于冷藏和冷冻，可以较好地保留产品的原汁原味，提高产品的新鲜度。

（三）其他肉类冰温贮藏

1. 鸡肉冰温贮藏

李莎莎等研究发现，冰温贮藏可以很好地控制鸡肉菌落总数，水活值先升高后降低，持水性下降较为缓慢，硬度和弹性较对照组更佳，硫代巴比妥酸（TBA）值先上升再趋于平缓，延缓了鸡肉脂质氧化，挥发性盐基氮（TVB-N）值在第 16 d 时达到 20.32/100 g，仍属于二级鲜度，菌落总数在第 18 d 时为 1.5×10^6 CFU/mL，刚有变质迹象，而对照组在第 6 d 时菌落总数已经超过国家标准。结果表明，冰温技术对鸡肉有很好的保质保鲜作用，可以延长其货架期。

2. 牛羊肉冰温气调保鲜贮藏

目前，冰温气调保鲜方法已应用于牛羊肉的贮藏保鲜，可以较好地抑制微生物生长，对保持肉类新鲜度有很大帮助。若优化更多参数，如温度、气体比例、包装材料等，会让贮藏效果更佳。

三、冰温技术的发展前景

冰温技术克服了冷藏和冷冻的种种缺陷，能很好地保证食品的风味、口感、新鲜度。随着气调保鲜方法的研究，以及新型添加剂和包装材料的出现，冰温技术前景势必更加广阔。但是冰温技术要求很高，很重要的一点就是要求冰温保鲜库的温度波动范围必须小于 0.5 ℃，而普通冷库的温度波动范围大多在 2~3 ℃。这就决定了冰温保鲜库的冷藏控制设备要比普通冷库的设备更为精确，需要对其材料、制冷设备的匹配、各类传感器、自动化控制元器件、气调设备、布风系统及控制程序等进行优化与调整。目前，国内标准化的冰温保鲜库很少，加上建设及维护冰温保鲜库的成本高，大大限制了冰温技术的发展与应用，冰温保鲜库的规模化、冰温技术的普及化都有一段很长的路要走。未来，随着人们对冰温技术认识的加深及材料成本的降低，冰温技术有望普遍应用于进出口产品的流通、企业产品规模化贮藏甚至是家庭可调温冰箱上。

第四章

天然代谢产物

一、糖的含义

糖类又称碳水化合物，广泛分布于生物体内，为植物光合作用的初生产物，是植物体内储藏的养料，同时糖类也是绝大多数天然产物生物合成的初始原料。随着近些年来科学研究的不断深入，人们逐渐认识到在生命过程中，糖不仅能作为能量物质和结构物质以单糖、寡糖和多糖形式直接参与生命过程，而且更主要的是其可以以糖结合物的形式（即糖与其他生物大分子以共价键相连所形成的化合物，如糖蛋白、糖肽、糖脂等）参与许多重要的生命活动。

二、糖的分类、命名

按照组成糖类的糖基个数，可将糖类分为单糖、低聚糖和多聚糖等。

（一）单糖类

单糖常用 Fischer 式、Haworth 式及优势构象式表示。现以葡萄糖为例，说明单糖的立体结构以及 Fischer 式、Haworth 式和优势构象式之间的转变。

糖的构型，在 Fischer 式中最后一个手性碳原子上—OH 向右的为 D 型，向

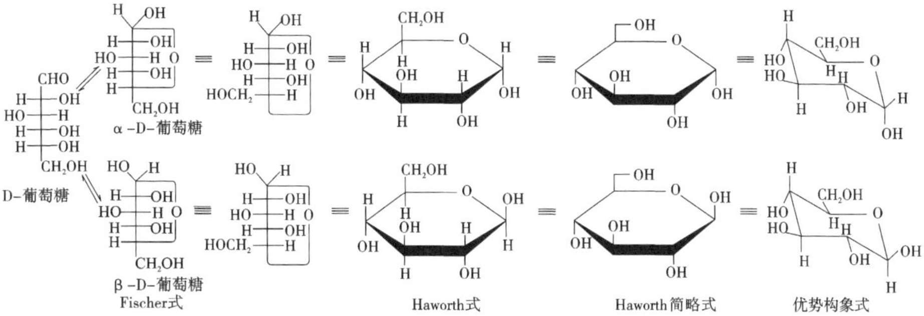

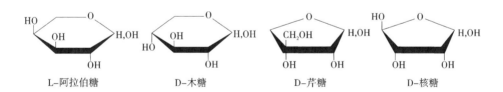

左的为 L 型。而 Haworth 式中 C_5(六碳糖)或 C_4(五碳糖)上的取代基向上的为 D 型，反之，向下的为 L 型。

单糖成环后新形成的一个不对称碳原子称为端基碳，生成的一对差向异构体有 α、β 两种构型，α、β 的判断方式如下。从 Fischer 式看：(C_1 与 C_5 的相对构型)C_1—OH 与原 C_5(六碳糖)或 C_4(五碳糖)—OH 顺式为 α、反式为 β。从 Haworth 式看：C_1—OH 与 C_5(或 C_4)上取代基之间的关系，同侧为 β 型，异侧为 α 型。

1. 常见的单糖

(1)五碳醛糖：常见的有 L-阿拉伯糖等。

L-阿拉伯糖　　D-木糖　　D-芹糖　　D-核糖

(2)甲基五碳醛糖：常见的有 L-鼠李糖等。

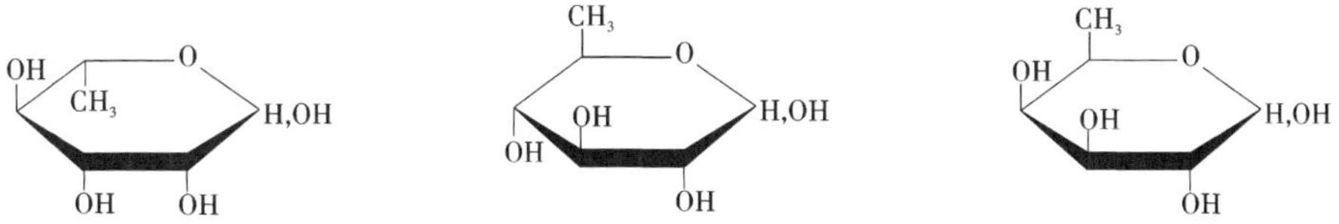

L-鼠李糖　　D-鸡纳糖　　D-夫糖

（3）六碳醛糖：常见的有 D-葡萄糖等。

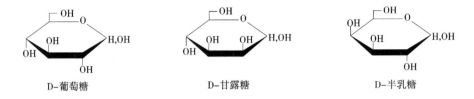

D-葡萄糖　　　　　　D-甘露糖　　　　　　D-半乳糖

（4）六碳酮糖：常见的有 D-果糖等。

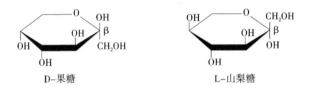

D-果糖　　　　　　　L-山梨糖

2. 特殊单糖

（1）去氧糖：常见的有 D-洋地黄毒糖等。

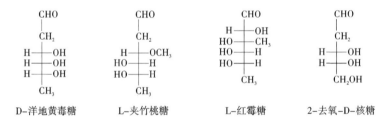

D-洋地黄毒糖　　　L-夹竹桃糖　　　　L-红霉糖　　　　2-去氧-D-核糖

（2）支碳链糖：常见的有 D-芹糖等。

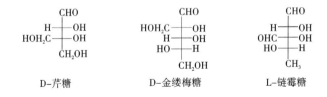

D-芹糖　　　　　　D-金缕梅糖　　　　L-链霉糖

（3）氨基糖：常见的有 2-氨基-2-去氧-D-葡萄糖等。

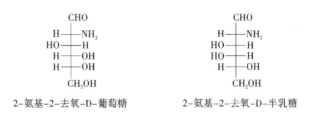

2-氨基-2-去氧-D-葡萄糖　　　　　2-氨基-2-去氧-D-半乳糖

3. 单糖衍生物

（1）糖醛酸：常见的有 D-葡萄糖醛酸等。

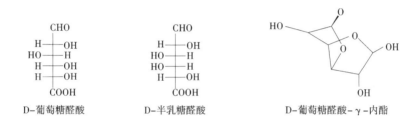

D-葡萄糖醛酸　　　　　D-半乳糖醛酸　　　　　D-葡萄糖醛酸-γ-内酯

（2）糖醇：常见的有木糖醇等。

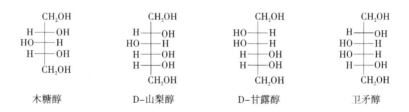

木糖醇　　　　　D-山梨醇　　　　　D-甘露醇　　　　　卫矛醇

（3）环醇。

（4）糖磷酸酯：如 n-D-葡萄糖磷酸酯等。

（二）低聚糖类

低聚糖是由 2~9 个单糖通过苷键结合而成，按含有的单糖的个数可分为二糖、三糖、四糖等。二糖系由单糖分子中的端基羟基与另一分子单糖中的羟基脱水而形成。许多低聚糖并非是生物体内游离物质，而是多种酶或酸对多聚糖或苷的水解产物。低聚糖的性质和单糖近似，水溶性大，聚合度低的有甜味。

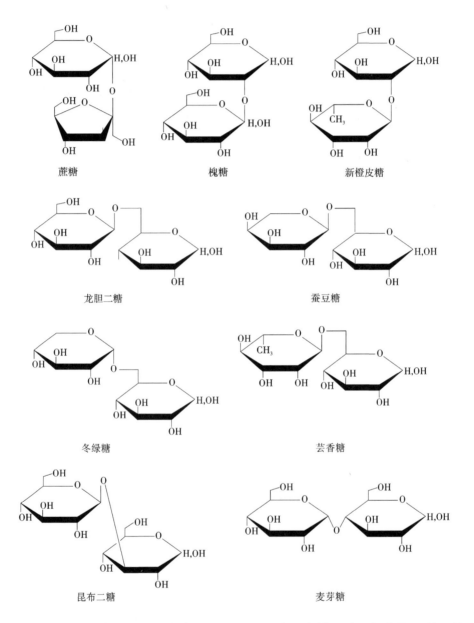

植物中的三糖多数是在蔗糖的基础上再连接一个糖而成，如龙胆三糖、甘露三糖、棉籽糖等。四糖、五糖是在三糖的结构上再延长。

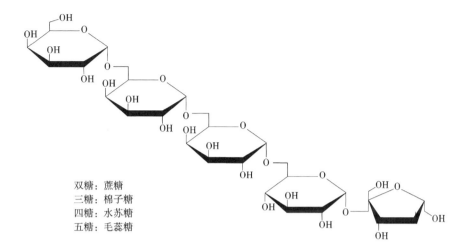

双糖：蔗糖
三糖：棉子糖
四糖：水苏糖
五糖：毛蕊糖

（三）多聚糖类

多聚糖类，也称多糖，是由 10 个以上单糖分子聚合而成，通常由几百甚至几千个单糖分子组成。

按在生物体内的功能多糖可分为两类：一类是不溶于水的动植物的支持组织；另一类是动植物储藏的养料，可溶于热水形成胶状溶液，能经两次催化水解释放出单糖，为动植物提供能量，如淀粉、肝糖原等。

1. 植物多糖

（1）淀粉。

（2）菊糖。

（3）树胶。

（4）黏液质和黏胶质。

（5）纤维素。

（6）半纤维素。

（7）果聚糖。

2. 动物多糖

（1）糖原。

（2）甲壳素。

（3）肝素。

（4）硫酸软骨素。

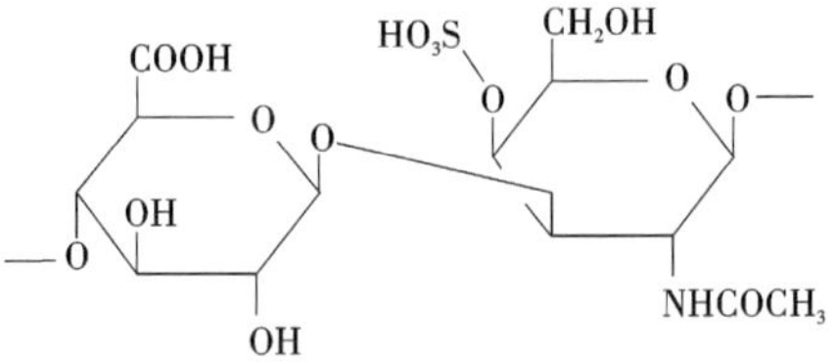

软骨素A(chondroitin-4-sulfate)

（5）透明质酸。

三、糖的物化性质

(一) 物理性质

1. 单糖的性质

（1）旋光性。

（2）变旋性。

（3）甜度：糖有甜味，但甜度大小不同，如以蔗糖甜度值100度为标准，其他糖类的相对甜度见表4-1。

表4-1　糖类相对甜度值

单位：度

糖	甜度	糖	甜度
果糖	173.3	鼠李糖	32.5
转化糖	130	麦芽糖	32.5
蔗糖	100	半乳糖	32.1
葡萄糖	74.3	棉籽糖	22.6
木糖	40	乳糖	16.1

从上表可以看出果糖最甜，乳糖最不甜，各糖的甜度大小次序如下：果糖>

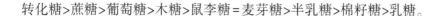

转化糖>蔗糖>葡萄糖>木糖>鼠李糖=麦芽糖>半乳糖>棉籽糖>乳糖。

2.低聚糖的性质

（1）蔗糖：蔗糖为白色晶体，易溶于水，有甜味，有旋光作用，比旋光度为+66.5°，但无变旋作用。

（2）麦芽糖：麦芽糖为白色晶体，易溶于水，甜度仅次于蔗糖，有旋光作用和变旋作用，比旋光度为+130.4°。

（3）乳糖：乳糖为白色晶体，溶于水，微甜，为右旋糖，其最终比旋光度为+55.3°，有变旋性。

3.多聚糖的性质

（1）淀粉：淀粉分为直链淀粉和支链淀粉。支链淀粉在冷水中不溶解，略溶于热水，但支链淀粉吸收水分，吸水后膨胀成糊状。支链淀粉常与磷酸结合，直链淀粉则不与磷酸结合。直链淀粉与支链淀粉皆可与碘发生反应而显色，直链淀粉与碘发生反应显蓝色，支链淀粉与碘发生反应则呈紫红色。

（2）纤维素：纤维素极不易溶于水，人体也不能消化纤维素。纤维素在稀酸液中不易水解，但在相当大浓度的强酸中加热即可分裂成纤维二糖。纤维素可溶于发烟硝酸、无水氟化氢、浓硫酸及浓磷酸中。

（二）化学性质

糖的化学性质，下面介绍的主要是一些与糖的分离和结构测定密切相关的化学反应。

1.氧化反应

单糖分子有醛（酮）基、伯醇基、仲醇基和邻二醇基结构单元，通常醛（酮）基最易被氧化，伯醇基次之。在控制反应条件的情况下，不同的氧化剂可选择性地氧化某些特定的基团。

在糖苷类和多元醇的结构研究中，过碘酸氧化反应是一个常用的反应，该反应的特点包括：①不仅能氧化邻二醇，而且对 α-氨基醇、α-羟基醛（酮）、α-羟基酸、邻二酮、酮酸和某些活性次甲基基团也可氧化，只是对 α-羟基醛（酮）反应慢，对酮酸反应非常慢；②在中性或弱酸性条件下，对顺式邻二醇羟基的氧化速度比反式快得多，但在弱碱性条件下顺式和反式邻二羟基的反应速度相差不大；③对固定在环的一边并无扭曲余地的邻二醇羟基不反应，如过碘酸不与1，6-β-D-葡萄呋喃糖酐反应；④对开裂邻二醇羟基的反应几乎是定量进行的，生成的 HIO_3 可以滴定，最终的降解产物也比较稳定；⑤反应在水溶液中进行，通过测定 HIO_4 的消耗量以及最终的降解产物，可以推测糖的种类、糖环的大小、糖与糖的连接位置、分子中邻二醇羟基的数目及碳的构型等。

$$\begin{array}{l}
\text{H--C--OH} \\
\quad| \qquad \xrightarrow{IO_4^-} \text{--CHO}+\text{--CHO} \\
\text{H--C--OH}
\end{array}$$

$$\begin{array}{l}
\text{H--C--OH} \\
\quad| \qquad \xrightarrow{IO_4^-} \text{--CHO}+\text{--COOH} \\
\text{C==O}
\end{array}$$

$$\begin{array}{l}
\text{H--C--OH} \\
\text{H--C--OH} \quad \xrightarrow{2IO_4^-} \text{--CHO}+\text{--CHO}+HCOOH \\
\text{H--C--OH}
\end{array}$$

$$\begin{array}{l}
\text{H--C--NH}_2 \\
\quad| \qquad \xrightarrow{IO_4^-} \text{--CHO}+\text{--CHO}+NH_3 \\
\text{H--C--OH}
\end{array}$$

$$\begin{array}{l}
\text{H--C--OH} \\
\quad| \qquad \xrightarrow{IO_4^-} \text{--CHO}+CO_2\uparrow+H_2O \\
\text{COOH}
\end{array}$$

$$\begin{array}{l}
\text{--C==O} \\
\quad| \qquad \xrightarrow{IO_4^-} \text{--COOH}+\text{--COOH} \\
\text{--C==O}
\end{array}$$

α-D-甘露吡喃糖甲苷　　　β-D-葡萄吡喃糖甲苷　　　1,6-β-D-葡萄呋喃糖酐

消耗过碘酸量：1 mol　　　2 mol　　　0 mol　　　1 mol

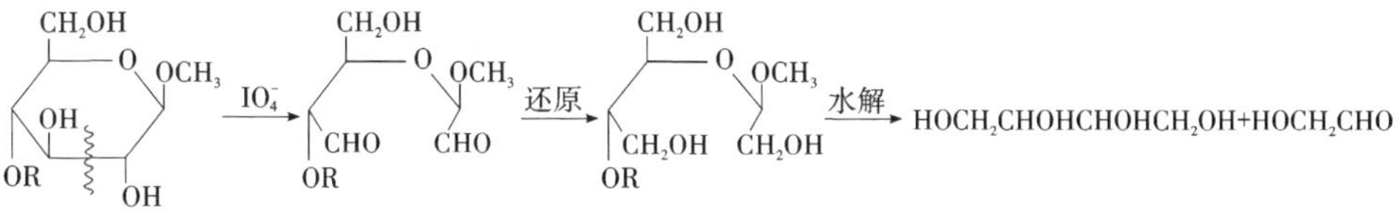

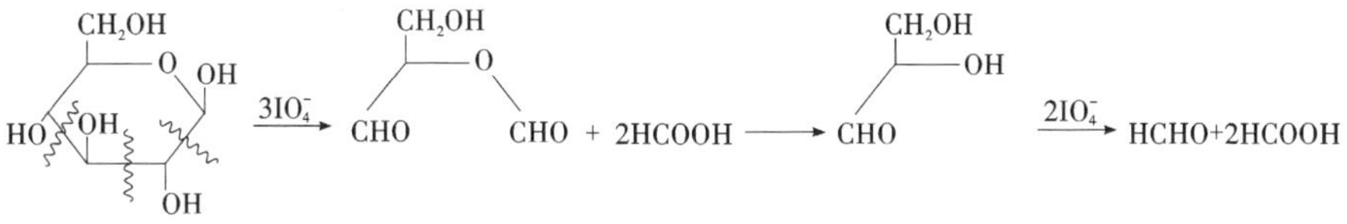

过碘酸氧化的作用机理是：首先过碘酸与邻二醇羟基形成五元环状酯的中间体，然后再将醇羟基氧化成羰基。在酸性或中性介质中，过碘酸以一价的 $H_2IO_5^-$ 离子的形式存在，其中碘离子呈六面体结构，这就是在酸性或中性条件下对顺式的氧化比反式氧化快得多的原因。虽然 α、e 键两面角相近，但 α、e 键可通过环的扭曲形成半船式，使 α、e 键上的醇羟基处于同一平面，有利于五元环状酯中间体的形成；而 e、e 键则无法通过环的扭曲使 e、e 键上的醇羟基处于同一平面。在碱性条件下，由于碘离子是八面体，与 α、e 和 e、e 键上醇羟基都可形成稳定的中间体，故顺式和反式的反应速度相同。

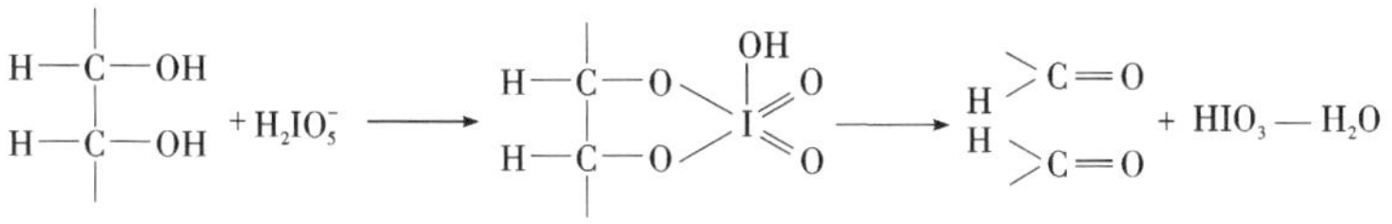

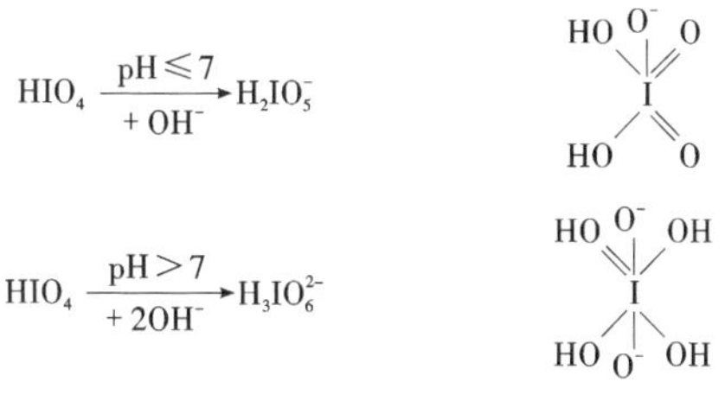

四乙酸铅反应机理与过碘酸相似，只是作用能力比过碘酸强，如过碘酸在室温下不能氧化草酸，而四乙酸铅可以；立体选择性高，如对呋喃糖的反式邻二醇羟基不能氧化；需要在有机溶剂中进行，故在多糖类化合物研究中其应用受到一定限制。

2.糠醛形成反应

单糖在浓酸加热作用下，脱去3分子水，生成具有呋喃环结构的糠醛衍生物。多糖和苷类化合物在浓酸的作用下首先水解成单糖，然后再脱水形成相应的产物。五碳醛糖生成的是糠醛，甲基五碳醛糖生成的是5-甲基糠醛，六碳酮糖生成的是5-羟甲基糠醛，六碳酮醛酸生成的是5-羧基糠醛。在形成糠醛的反应中，五碳醛糖和甲基五碳醛糖通常较六碳酮糖容易，生成的产物也较稳定；六碳酮糖较六碳糖醛酸容易，生成的5-羟甲基糠醛的产率也较高。

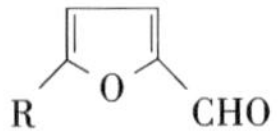

五碳醛糖	R＝H	糠醛	B.p.161 ℃
甲基五碳醛糖	R＝CH₃	5-甲基糠醛	B.p.187 ℃
六碳酮糖	R＝CH₂OH	5-羟甲基糠醛	B.p.144~116 ℃/1 mmHg
六碳糖醛酸	R＝COOH	5-羧基糠醛	

糠醛衍生物可以和许多芳胺、酚类，以及具有活性次甲基基团的化合物缩合生成有色的化合物(酚和胺的缩合位置在邻对位)。

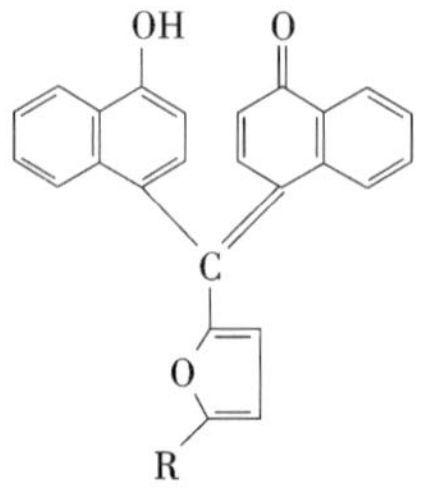

糠醛及衍生物与α-萘酚缩合物

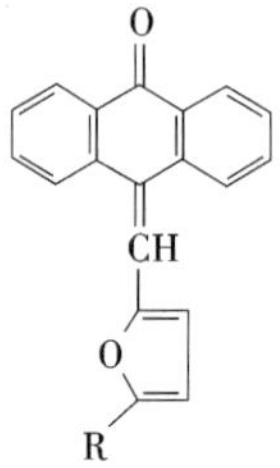

糠醛及衍生物与蒽酮缩合物

5-羟甲基糠醛与蒽酮的缩合物

5-羟甲基糠醛与二苯胺的缩合物

3. 羟基反应

糖及苷的羟基反应包括醚化、酯化、缩醛(缩酮)化以及与硼酸的络合反应等。在糖及苷的羟基中最活泼的是半缩醛羟基,次之是伯醇羟基,再次之是 C_2—OH。这是因为半缩醛羟基和伯醇羟基处于末端,在空间上较为有利;C_2—OH 则受羰基诱导效应的影响,酸性有所增强。如在对吡喃葡萄糖进行对甲苯磺酸磺酰化反应中,优先生成 6-O-对甲苯磺酸酯和 2,6-二-O-对甲苯磺酸酯。在环状结构中,平状键羟基要比直立键羟基活泼。

(1)醚化反应:糖及其苷常用的醚化方法有 Haworth 法、Purdic 法、箱守法。

1)Haworth 法:Haworth 法是以硫酸二甲酯作试剂,在浓 NaOH 中进行反应。该法的缺点是要获得全甲醚化产物需反复进行多次反应。试剂与反应物的摩尔比为 1∶1 时可获得糖的甲苷。

$$样品+Me_2SO_4+NaOH(浓)→醇羟基甲基化物$$

2)Purdic 法:Purdic 法是以碘甲烷作试剂,Ag_2O 作催化剂,该法虽然较 Haworh 法甲醚化能力强,但也需反复进行多次反应,且由于 Ag^+ 的存在不能用于还原糖的甲醚化。

$$样品+MeI+Ag_2O→全甲基化物(醇羟基)$$

3)箱守法:箱守法的甲醚化能力最强,后处理也相对简单,是最常用的甲醚化方法。箱守法所用的试剂是 NaH 和 MeI,溶剂是二甲基亚砜(DMSO),由于多数甲醚化方法都用碱作为催化剂,但其不但羧基不能甲醚化,而且在甲醚化过程中也会引起酯和酯苷键的断裂。

$$样品+DMSO+NaH+MeI→全甲基化物$$

（2）酰化反应：最常用的糖及苷的酰化反应是乙酰化和甲苯磺酰化。羟基的反应活性与醚化类似。

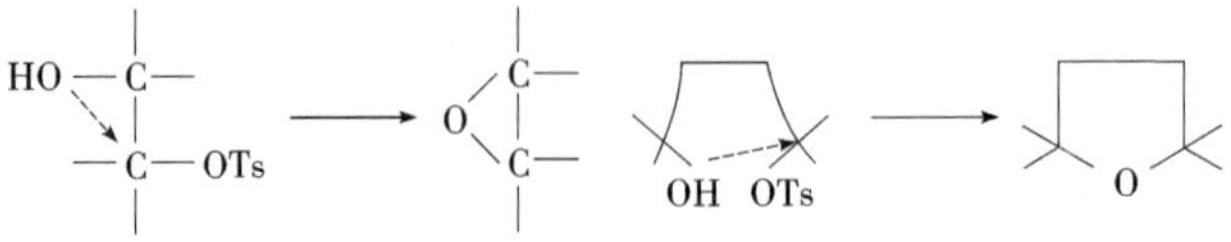

在糖及苷的分离、鉴定和合成时乙酰化反应是常用的反应。所用的溶剂多为乙酸酐，催化剂多为吡啶、氯化锌、乙酸钠等，通常在室温下放置即可获得全乙酰化物。

糖及苷+乙酸酐+吡啶→全乙酰化物

（3）缩酮和缩醛化反应：醛或酮在脱水剂作用下易与具有适当空间的1,3-二醇羟基或邻二醇羟基生成环状的缩醛（acetal）或缩酮（ketal），常用的脱水剂是矿酸等。通常醛易与1,3-二醇羟基生成六元环状物，酮易与顺邻二醇羟基生成五元环状物。缩醛和缩酮衍生物与苷一样对碱稳定，对酸不稳定，既可以利用缩醛、缩酮反应作为某些羟基的保护剂；也可以利用它来推测结构中有无顺邻二醇羟基或1,3-二醇羟基；对特定的糖，其还可用来推测其氧环的大小。

丙酮与邻二醇羟基生成的五元环状缩酮称为异丙叉衍生物。在游离糖生成异丙叉衍生物的过程中，为了生成更多的异丙叉衍生物，其氧环的大小可随之改变。

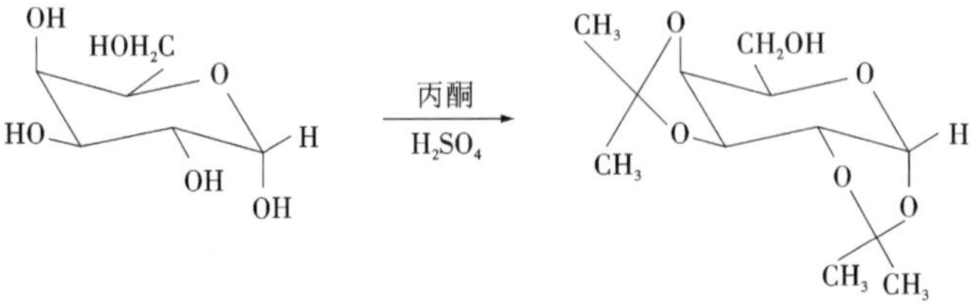

α-D-半乳糖　　　　　　　　1,2;3,4-二-O-异丙叉-α-D-半乳吡喃糖

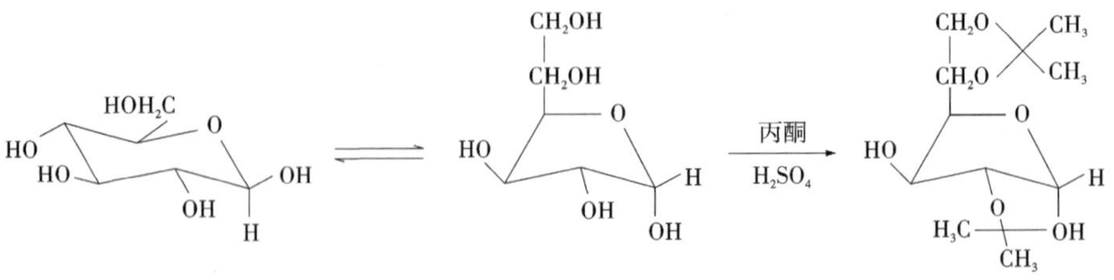

D-葡萄糖　　　　　　　　　1,2;5,6-二-O-异丙叉-α-D-葡萄吡喃糖

苯甲醛与糖生成的六元环状缩醛称为苯甲叉衍生物。苯甲醛与吡喃糖生成的苯甲叉衍生物有顺式和反式两种，其中顺式又有O—内位和H—内位两种，O—内位构象较稳定，在反式苯甲叉衍生物中，虽然导入了一个手性碳原子，但是由于较大的取代基必定处于横键上，而且糖的氧环构象也不能发生改变，故没有异构体产生。

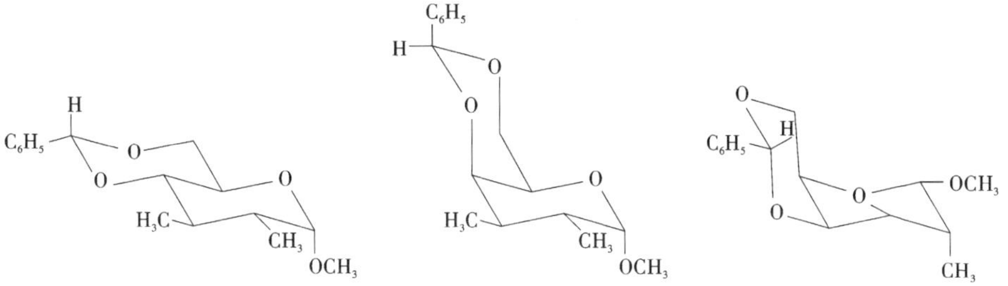

反式4,6-O-苯甲叉-α-D-葡萄吡喃糖甲苷　　　顺式(O-内位)　　　顺式(H-内位)

4,6-O-苯甲叉-α-D-半乳吡喃糖甲苷

缩醛或缩酮有可以保护游离糖的一对或两对羟基。因为缩醛对酸敏感，对碱比较稳定，所以发生反应后，可用温和的酸水解去除。如合成3-O-甲基葡萄糖，又如使D-葡萄糖的第三位手性碳原子发生差向异构，转变成D-阿洛糖。

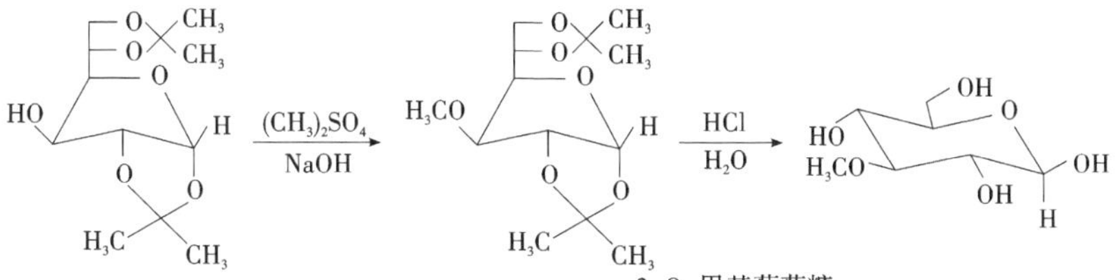

3-O-甲基葡萄糖

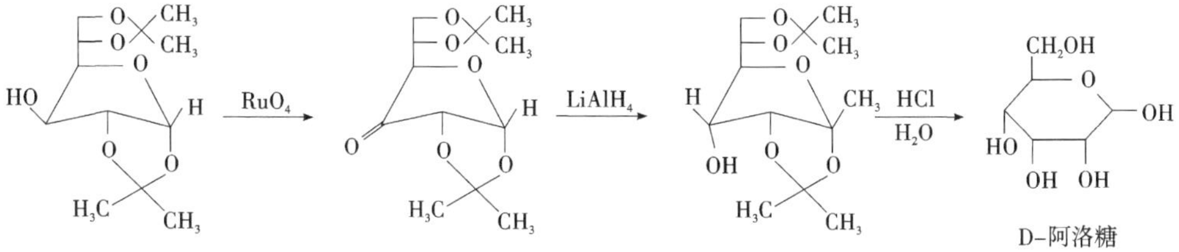

D-阿洛糖

由山梨糖制备L-抗坏血酸须经下列反应，其利用丙酮与2，3-羟基和4，6-羟基生成两对缩酮以保护羟基不受氧化。

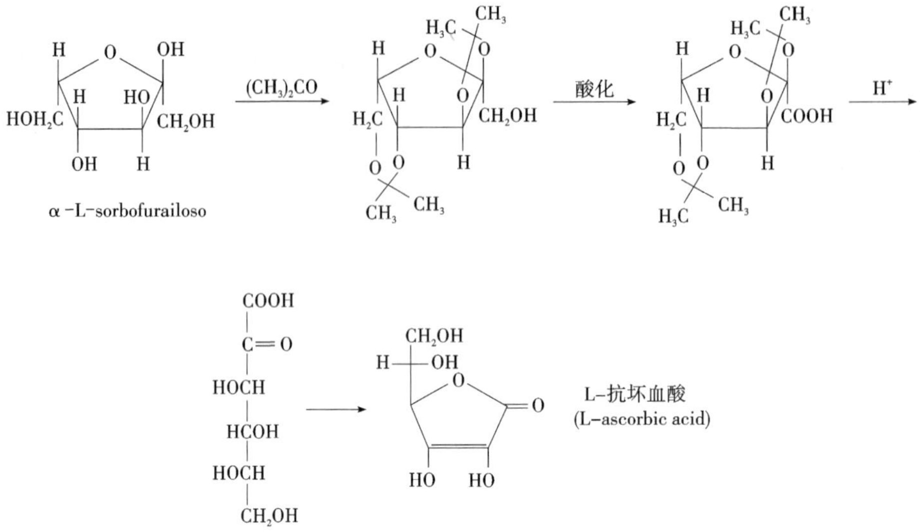

α-L-sorbofurailoso

L-抗坏血酸
(L-ascorbic acid)

（4）硼酸的络合反应：硼酸是一种 Lewis 酸，在水溶液中可与—OH 络合，由原来的平面三角形变为四面体，由于硼酸的四面体结构没有平面三角形结构稳定，故硼酸仅为一种弱酸。硼酸能与具有适当空间位置的二羟基结合形成五元或六元环状络合物，由于络合物的形成，使硼原子变成四面体结构，使其酸性和导电度均增加。

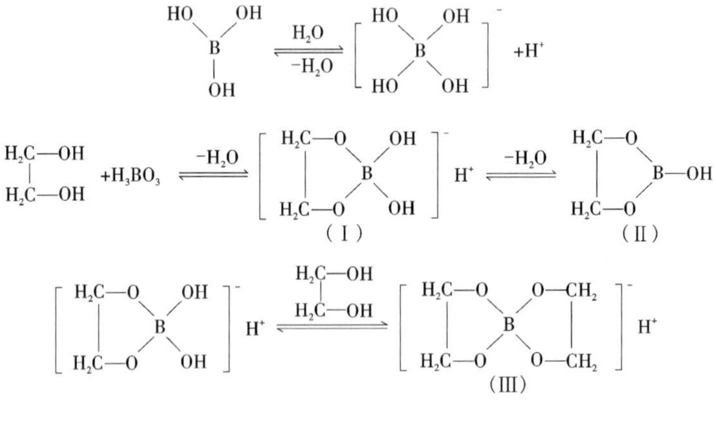

多羟基类化合物与硼酸络合后，使其由原来的中性转变为酸性，因此可采用中和滴定的方法进行含量测定。

（5）羰基反应：还原糖和 1 分子苯肼缩合生成糖苯腙，多数糖苯腙是水溶性的。苯环上有取代基的苯肼水溶性低，选择适当的肼可以制得糖脎以鉴定糖类，亦可用于分离和纯化糖。糖和过量的苯肼在 100 ℃时作用，在 C_1 和 C_2 上导入 2 分子苯肼，生成糖脎。糖脎较糖腙难溶于水，易得良好的结晶状物。脎形成后，C_1 和 C_2 的不对称消失。

腙和脎都缺乏明确的熔点，将脎和 $CuSO_4$ 作用可生成三氮唑衍生物，有敏锐熔点，对酸碱亦稳定。

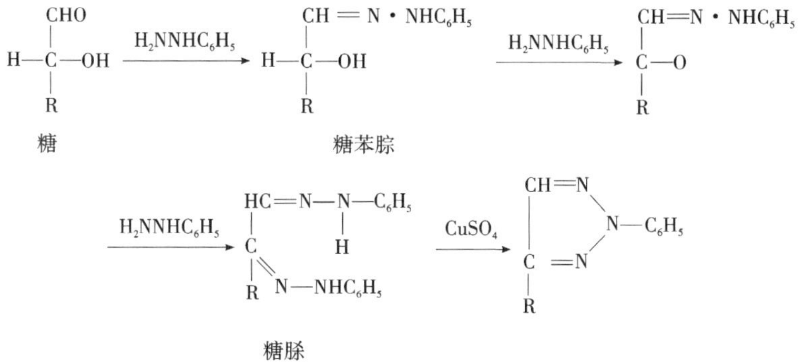

第二节　黄酮类化合物的结构特点与性质

一、黄酮的含义

黄酮类化合物是广泛存在于自然界的一类重要的天然有机化合物，因大多为具有颜色的羰基化合物，故名黄酮。过去黄酮类化合物的基本母核为 2-苯基色原酮的一类化合物，现则泛指两个苯环（A 环和 B 环）通过中间三碳键相互连接而成的（C_6—C_3—C_6）一系列化合物。

在植物界中，黄酮类化合物主要分布在双子叶植物中，其次分布在裸子植物中，而在菌类、藻类、地衣类等低等植物中较少见。许多天然药物如槐花米、黄芩、陈皮、银杏叶、地钱、丹参等都含有此类化合物，且具有多种多样的生物活性。该类化合物在植物体内部分与糖结合以苷的形式存在，部分以游离的形式存在。

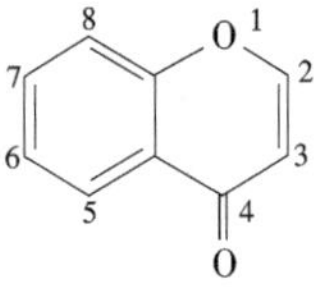

色原酮 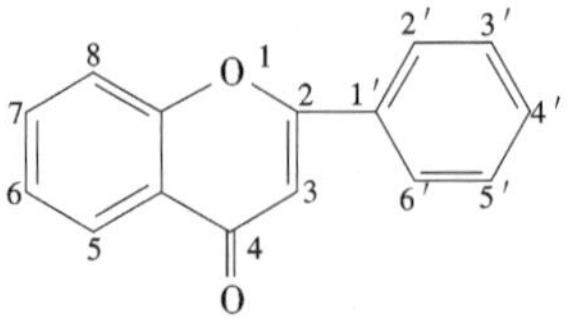   2-苯基色原酮 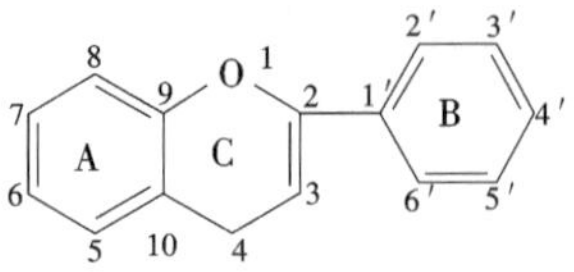 C_6-C_3-C_6

二、黄酮类化合物的分类、命名

根据中央三碳键的氧化程度、B 环连接位置(2 位或 3 位)及三碳键是否构成环状等特点,可将黄酮类化合物分为以下几大类型,见表 4-2。此外,尚有由两分子黄酮、两分子二氢黄酮或一分子黄酮及一分子二氢黄酮按 C—C 或 C—O—C 键方式连接而形成的双黄酮类化合物(biflavones)。另有少数黄酮类化合物结构很复杂,如水飞蓟素(silymarin)为黄酮木脂素类化合物,而榕碱(ficine)及异榕碱(isoficine)则为生物碱型黄酮。

表 4-2 黄酮类化合物类型与结构

类型	基本结构	类型	基本结构
黄酮	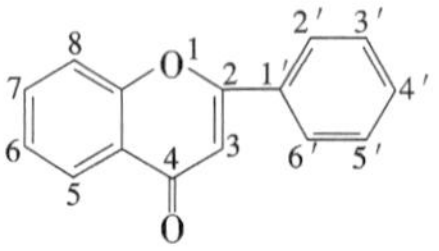	二氢查耳酮	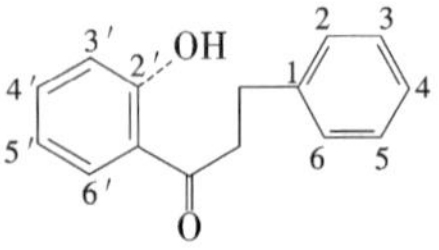
黄酮醇	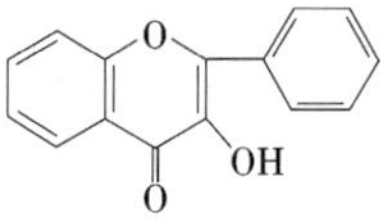	花色素	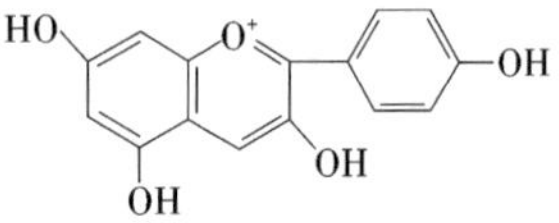
二氧黄酮	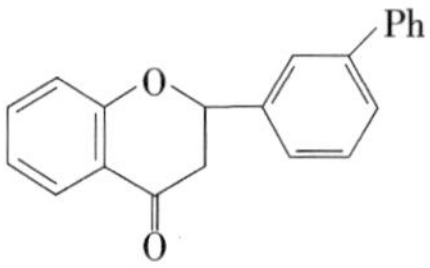	黄烷-3-醇	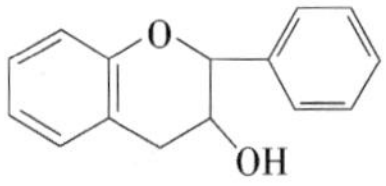
二氢黄酮醇	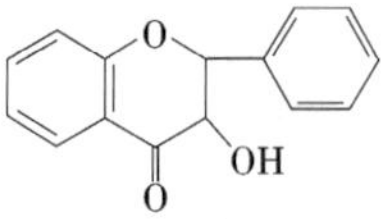	黄烷-3,4-二醇	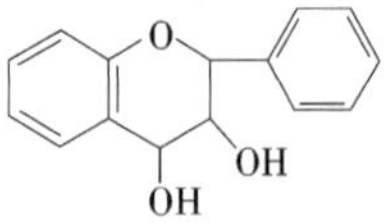

续表4-2

类型	基本结构	类型	基本结构
异黄酮	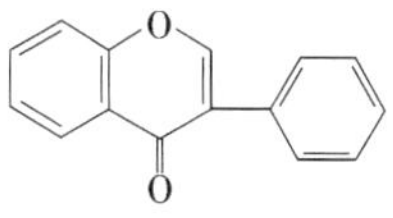	橙酮	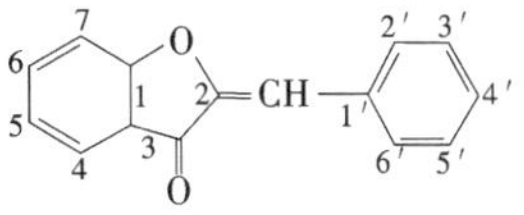
二氢异黄酮	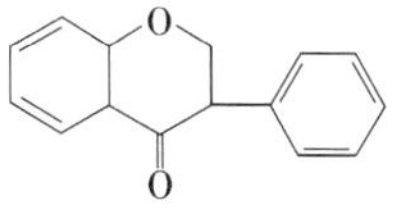	双苯吡酮	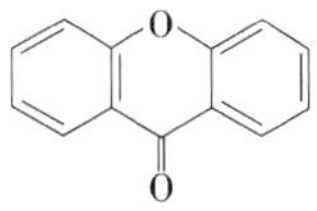
查耳酮	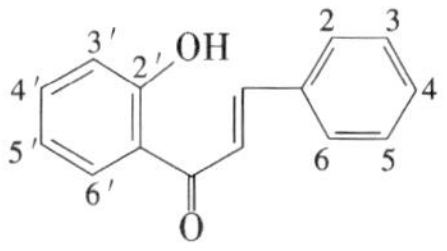	高异黄酮	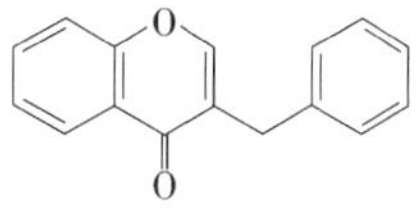

(一) 黄酮和黄酮醇类

此类化合物较为多见, 分布广泛, 如木犀草素 (luteolin) 具有抗菌的作用; 芹菜素具有止咳祛痰的作用。

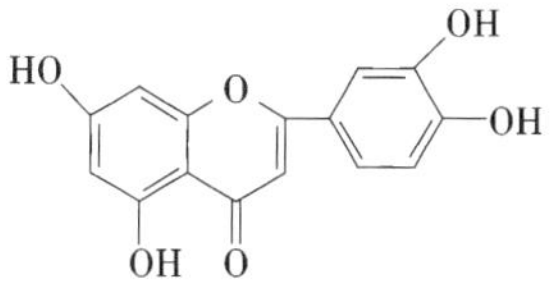

木犀草素

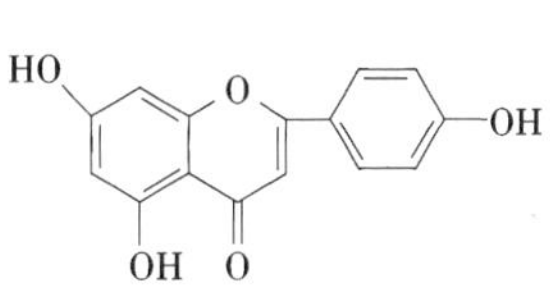

芹菜素

(二) 二氢黄酮、二氢黄酮醇类

二氢黄酮在植物中普遍存在, 如甘草中的甘草苷对消化系统溃疡具有治疗的作用; 陈皮中的橙皮苷具有维生素 P 样的作用。

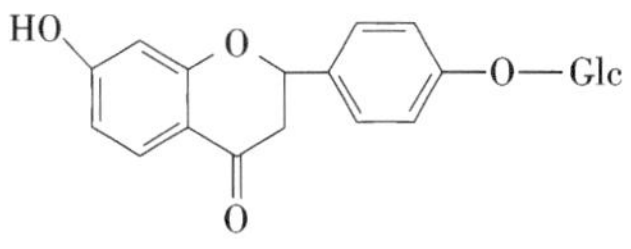

甘草苷

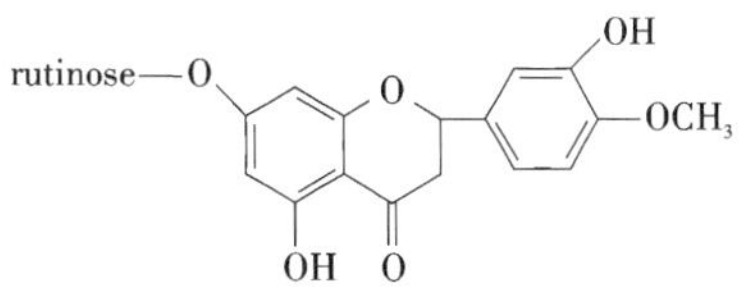

橙皮苷

(三)异黄酮类

异黄酮类母核的结构为 3-苯基色原酮,即 B 环连接在 C 环的 3 位上,如豆科植物葛根中所含的大豆素、大豆苷、葛根素等均属于异黄酮类化合物。

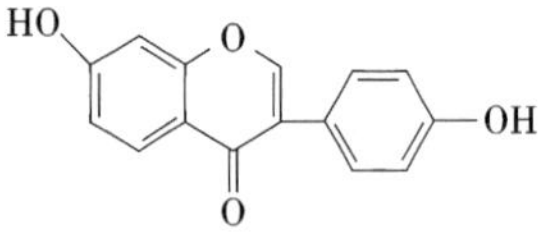

大豆素 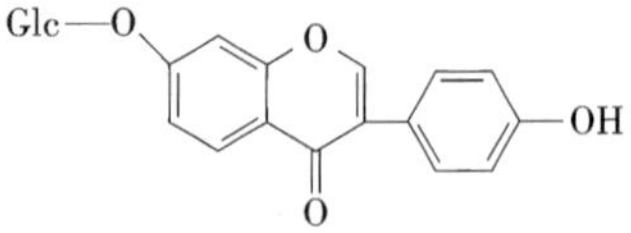　　　　　　　大豆苷 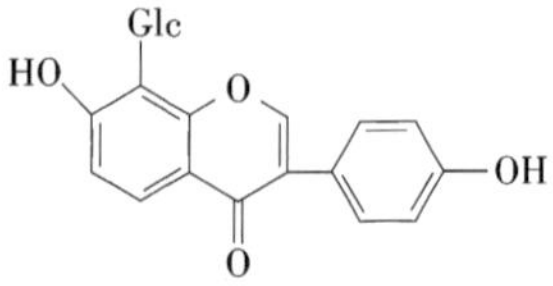　　　　　　　葛根素

(四)查耳酮类

查耳酮的 2′-羟基衍生物为二氢黄酮的异构体,二者可相互转化。

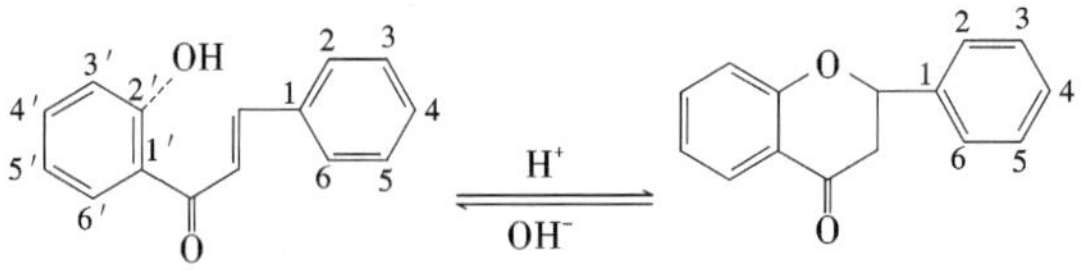

2′-羟基查耳酮　　　　　　　二氢黄酮

(五)花色素类和黄烷醇类

花色素类广泛存在于植物的花、果、茎等部位,有显红、蓝、紫等颜色的色素,多以苷的形式存在,称为花色苷,如矢车菊素是最为常见的花色素。黄烷醇主要存在于含鞣质的木本植物中,它们大都是缩合鞣质的前体,如儿茶素。

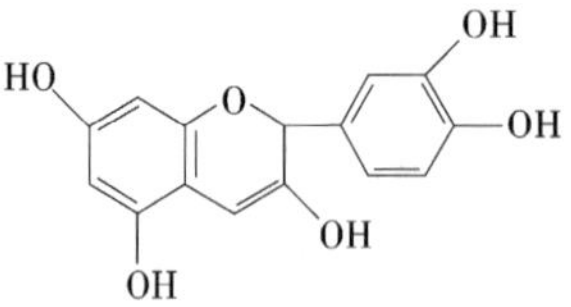

矢车菊素 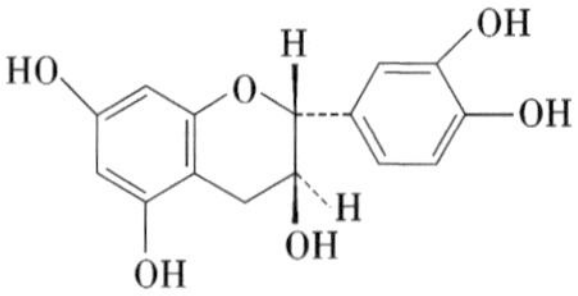　　　　　　　(+)儿茶素

(六)橙酮类

橙酮类化合物在中药中比较少见,漆树中的硫磺菊素属橙酮类化合物。

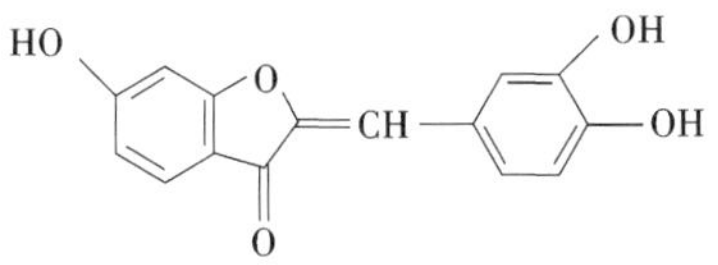

硫磺菊素

(七)双苯吡酮类

双苯吡酮类又称苯骈色原酮,中药知母叶、杧果叶、石韦中的异杧果素属此类成分,具有止咳祛痰作用。

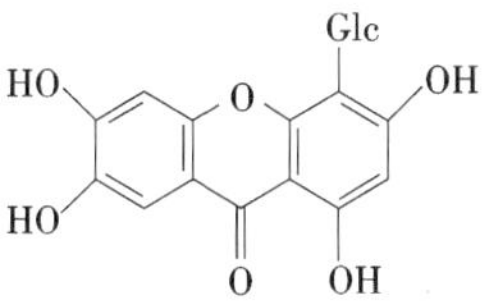

异杧果素

(八)高异黄酮

中药麦冬中存在一系列高异黄酮类化合物,如麦冬高异黄酮A。

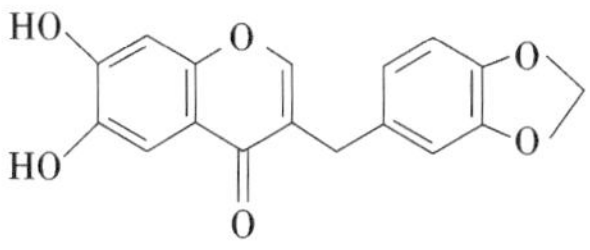

麦冬高异黄酮A

三、黄酮类化合物的物化性质

(一)物理性质

1.性状

(1)形状：黄酮类化合物多为结晶性固体，少数为无定形粉末。

(2)颜色：一般黄酮类化合物都有颜色，其颜色的深浅与分子中是否存在交叉共轭体系及助色团的类型、数目及位置有关。例如，部分黄酮色原酮原本无色，但在2位上引入苯基后，即形成交叉共轭体系，并通过电子转移、重排，使共轭链延长，从而呈现出颜色。

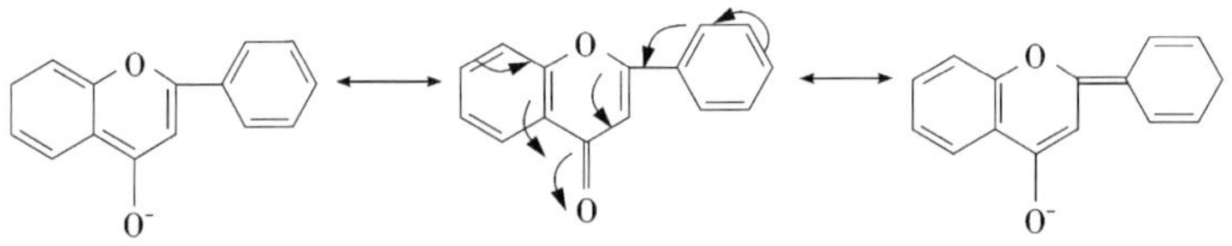

根据上述原则可初步判断各类黄酮化合物颜色的有无及深浅。

2.溶解性

一般情况下，黄酮苷元的溶解性为脂溶性，黄酮苷的溶解性为水溶性。

3.旋光性

分子结构中具有手性碳原子，是化合物具有旋光性的基础。二氢黄酮、二氢黄酮醇、二氢异黄酮、黄烷醇，因含手性碳原子而具有旋光性。

4.荧光性

黄酮类化合物在紫外线灯下可产生不同颜色的荧光。黄酮醇呈亮黄色或黄绿色荧光，但是 C_3—OH 甲基化或与糖结合成苷后，则荧光暗淡，常呈棕色；黄酮类呈淡棕色或棕色荧光；异黄酮呈紫色荧光；查耳酮呈亮黄棕色或亮黄色荧光；花色苷呈棕色荧光。

(二) 化学性质

1. 酸碱性

黄酮类化合物多含酚羟基,故显酸性,可溶于碱性溶液中。由于酚羟基的数目及位置不同,酸性强弱也不同。

2. 还原反应

(1)盐酸-镁粉反应:将样品溶于甲醇或乙醇,加入少许镁粉振摇,滴加几滴浓盐酸,如在泡沫处显红色,则表示阳性。这是鉴定黄酮类化合物最常用的方法。多数黄酮、黄酮醇、二氢黄酮及二氢黄酮醇显橙红色至紫红色,少数显紫色至蓝色;异黄酮只有少数例显色;查耳酮无显色反应;由于花色素及部分查耳酮在单纯浓盐酸中也会发生颜色变化,故须预先做空白对照实验,即在供试液中仅加入浓盐酸进行观察,以便排除干扰。

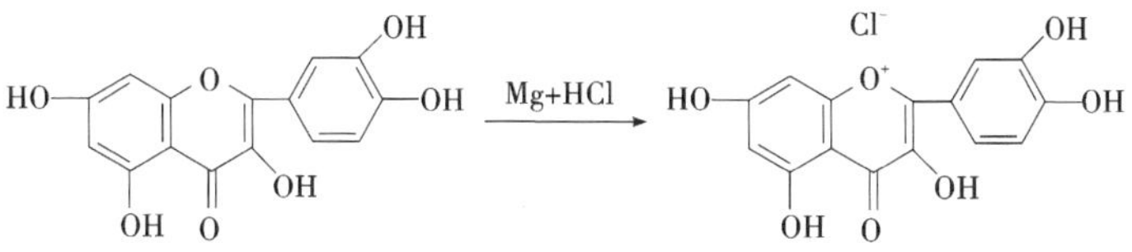

槲皮素 → 花色素苷元(红色)

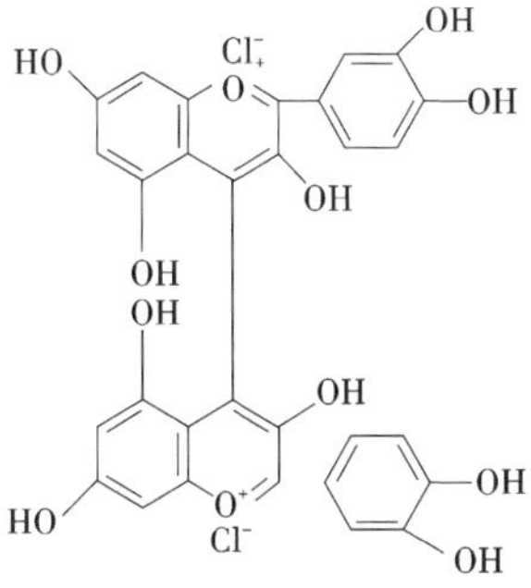

双色素苷元(红色)

(2)四氢硼钠反应:NaBH$_4$ 是对二氢黄酮类化合物专属性较高的一种还原剂。与二氢黄酮类化合物作用显红色至紫色,其他黄酮类化合物均不显色,可与之区别。

方法是在试管中加入 0.1 mL 含有样品的乙醇溶液，再加等量 2% $NaBH_4$ 的甲醇溶液，1 min 后，加浓盐酸或浓硫酸数滴，显紫色至紫红色。

3.金属盐类试剂的配合反应

黄酮类化合物分子中常含有下列结构单元，故其可与铝盐、铅盐、锆盐、镁盐等试剂反应生成有色配合物。

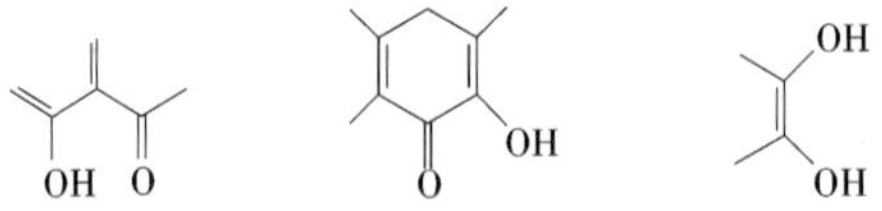

（1）铝盐。

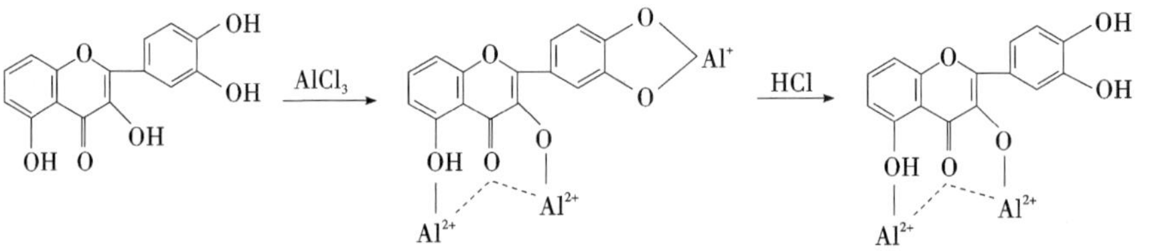

| 3,5,3′,4′-四羟基黄酮 | 铝盐配合物 | (邻二酚羟基分解的)铝盐配合物 |

（2）铅盐。

（3）锆盐。

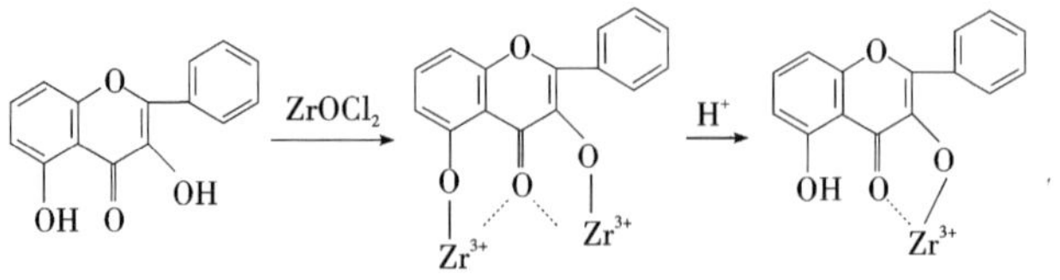

| 3,5-二羟基黄酮 | 锆盐配合物 | (5-羟基游离的)锆盐配合物 |

（4）镁盐。

（5）三氯化铁反应。

4.显色反应

(1)碱性试剂显色反应:由于黄酮与黄酮醇母核上的酚羟基遇碱能解离成负离子,使共轭体系的电子更易转移或重排成新共轭体系,因此遇碱后,颜色可转为亮黄色,在紫外光照射下更明显;二氢黄酮或二氢黄酮醇在碱液中能开环形成对应的异构体查耳酮显橙色或黄色;邻二酚羟基黄酮在碱液中还能被氧化而显棕色。此反应也可在滤纸上进行,将供试液滴于滤纸上,干后喷碳酸钠溶液或暴露于氨蒸气中。

(2)硼酸显色反应:当黄酮类化合物分子中有下列结构时,在无机酸或有机酸存在条件下,可与硼酸反应,产生亮黄色。显然,5-羟基黄酮及2-羟基查耳酮类结构满足上述要求,故可区别于其他类型化合物。一般草酸存在时显黄色并具有绿色荧光;但枸橼酸丙酮存在时,则显亮黄色,而无荧光。

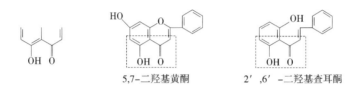

5,7-二羟基黄酮　　　2′,6′-二羟基查耳酮

第三节　甾体和甾体皂苷类化合物的结构特点与性质

一、皂苷的含义

皂苷很早以前称为皂素,是一类结构比较复杂的苷类化合物,由于它的水溶液在振摇时能产生类似肥皂的持久性泡沫,故称皂苷。

二、皂苷类化合物的分类、命名

皂苷按其苷元的化学结构,可分为两大类即甾体皂苷和三萜皂苷。甾体皂苷的皂苷元属甾体化合物,是环戊烷骈多氢菲的衍生物。三萜皂苷的苷元为三萜类化合物。

（一）甾体皂苷

甾体皂苷主要存在于百合科、薯蓣科、茄科等植物中，迄今为止已发现的皂苷类化合物有 1 万种以上，常见于知母、麦冬、七叶一枝花等中药中。甾体皂苷元由 27 个碳原子组成，基本骨架为螺旋甾烷及异螺旋甾烷，结构通式如下。其分类见表 4-3。

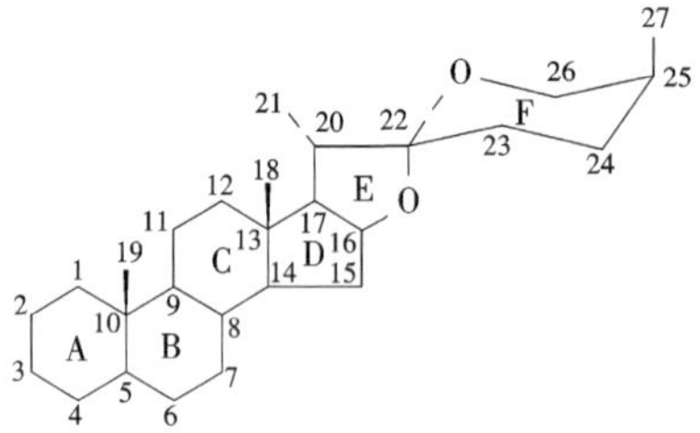

螺旋甾烷 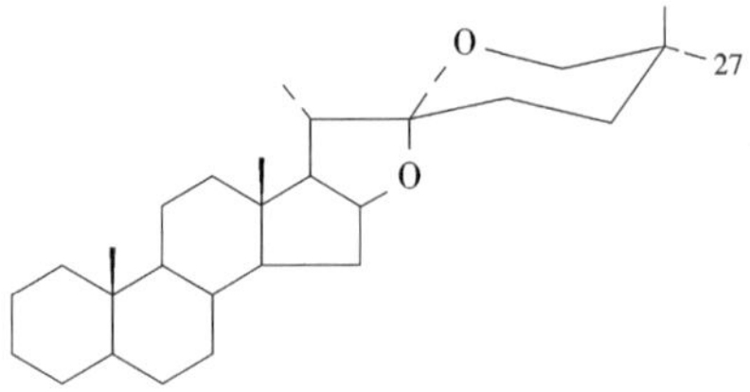　　　　　　　　　　　　　　　　异螺旋甾烷

1.甾体皂苷元的结构特点

（1）甾体皂苷元分子中有 6 个环：A、B、C、D、E、F 环，其中 A、B、C、D 环为环戊烷骈多氢菲，E 环为呋喃环，F 环为吡喃环，通过 C_{22} 以螺缩酮的形式相连，它们与甾体母核共同组成了螺旋甾烷的结构，其中 C_{22} 为螺原子。

（2）一般 B/C 和 C/D 环的稠合均为反式（8β，9α，13β，14a），A/B 环的稠合有顺式和反式（5β-H 或 5α-H）。

（3）C_3 连有羟基，为 β 型，多与糖结合成苷。

（4）分子中 C_{25} 是不对称碳原子。当 C_{25} 位上甲基位于环平面上的直立键时为 β 型，其绝对构型为 L 型，又称 S 构型，即螺旋甾烷型；如其中 C_{25} 位上甲基位于环平面下的平伏键时为 α 型，其绝对构型为 D 型，又称 R 构型，称异螺旋甾烷。

（5）甾体皂苷元不含羧基，呈中性，故甾体皂苷又称中性皂苷。来自薯蓣科多种植物中的薯蓣皂苷元和来自剑麻的剑麻皂苷元，它们是制药工业中合成激素的重要原料。

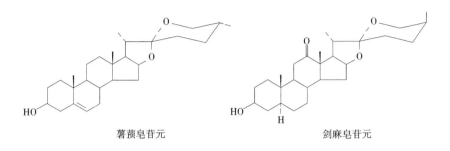

薯蓣皂苷元   剑麻皂苷元

2. 甾体皂苷元的类型

甾体皂苷元的类型见表4-3。

结构类型	代表化合物	来源与用途
甾烷醇类(spirostanols)(25S、25L)	剑麻皂苷元(sisalagenin)	来源于百合科剑麻(agave sisalana Perr. ex Engelm.)，是合成激素的重要原料
异螺旋甾烷醇类(isosprostanols)(25R、25D)	薯蓣皂苷元(diosgenin)	来源于薯蓣科植物穿龙薯蓣(dioscorea nipponica Mak.)的根茎中，为薯蓣皂苷(dioscin)的水解产物，是制药工业的重要原料
呋甾烷醇类(furostanols)	薤白苷E R=β-gal-β-gal	来源于百合科葱属植物薤白(allium macrostemon bunge)，有较强的抑制ADP诱导的人血小板聚集作用，其苷元为呋甾烷醇类

3.甾体皂苷的实例

甾体皂苷除作为合成甾体激素和避孕药的重要工业原料外，其自身的药用价值也得到了人们的关注。

(1)螺旋甾烷醇型皂苷：由螺旋甾烷醇衍生的皂苷称为螺旋甾烷醇型皂苷。来源于百合科植物菝葜干燥根茎中的菝葜皂苷，是菝葜皂苷元的四糖苷，属于螺旋甾烷醇型皂苷，具有显著的抗真菌作用。由异螺旋甾烷醇衍生的皂苷称为异螺旋甾烷醇型皂苷。存在于百合科黄精属植物玉竹根茎中，分离得到的玉竹皂苷Ⅱ属于异螺旋甾烷醇型皂苷，有诱生集落刺激因子的作用。

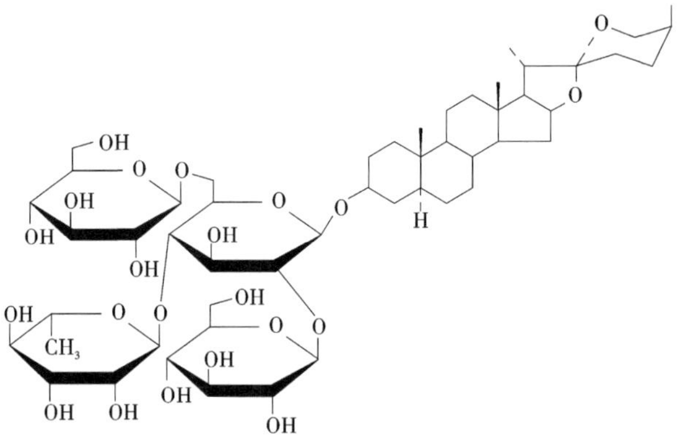

菝葜皂苷

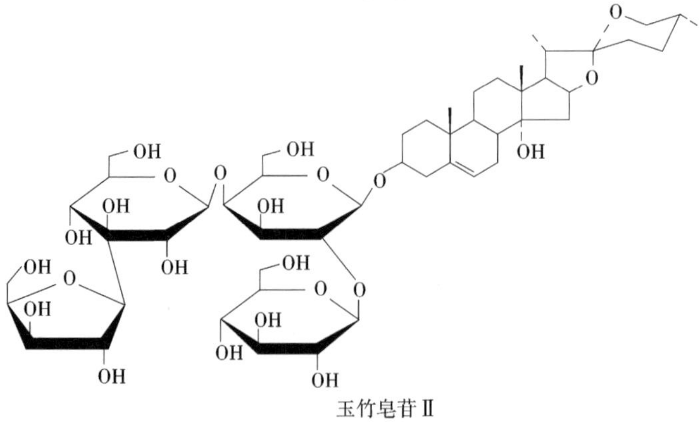

玉竹皂苷Ⅱ

(2)呋甾烷醇型皂苷：这类皂苷均为双糖链皂苷，其C_{26}位苷键易被植物体内的酶水解而失去葡萄糖，随后与C_{22}—OH环合形成F环，转化为具有F环的螺旋甾烷醇型皂苷，故此类皂苷被认为是螺旋甾烷醇型皂苷的生源前体。

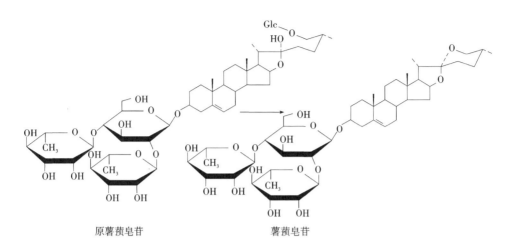

原薯蓣皂苷　　　　　　　　　　薯蓣皂苷

近年来的研究发现，呋甾烷醇型皂苷数目在不断增加。从百合科植物知母中得到的如知母皂苷 B V 等近 20 余种皂苷多属于呋甾烷醇型皂苷。蒺藜中也含有呋甾烷醇型皂苷，如蒺藜皂苷 I 。

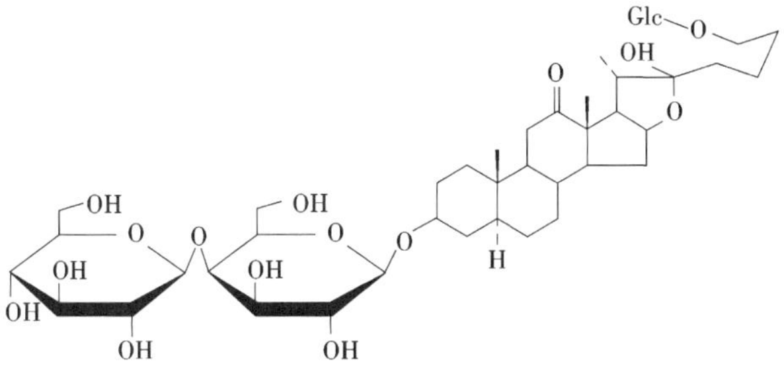

知母皂苷 B V

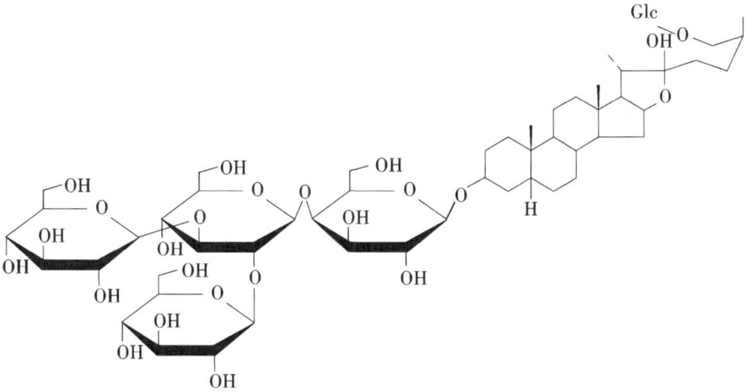

蒺藜皂苷 I

(二)三萜皂苷

三萜皂苷在自然界中的分布比甾体皂苷广泛,种类也更多。许多常见的天然药物,如人参、甘草、柴胡、远志、桔梗中均含有三萜皂苷。

1.四环三萜皂苷

此种类型的皂苷数量较少,其基本母核组成与甾体相似,大部分具有环戊烷骈多氢菲的结构,其中 A/B, B/C, C/D 均为反式。

(1)羊毛脂甾烷类。

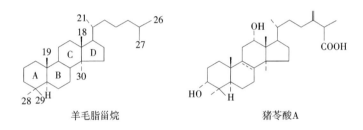

羊毛脂甾烷　　　　　　　　　　猪苓酸A

(2)达玛烷型。

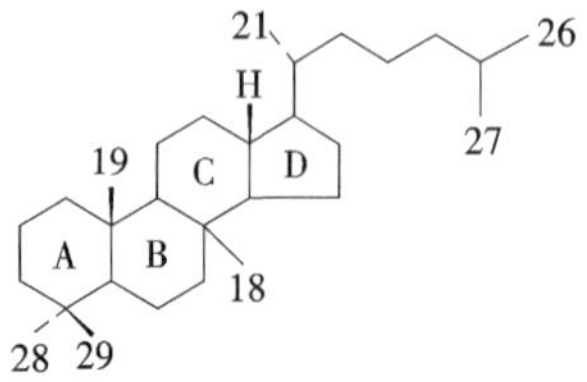

达玛烷 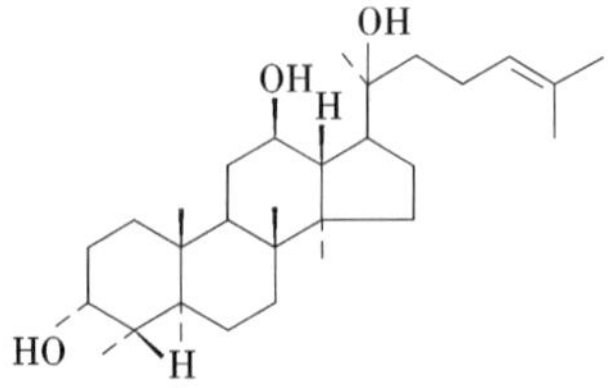　　　　　　　　　　20(S)-原人参二醇

2.五环三萜皂苷

五环三萜类皂苷在中药中较为常见,主要有以下3种类型。

(1)齐墩果烷型:齐墩果烷型又称β-香树脂烷型,其基本骨架是多氢蒎的五环母核。

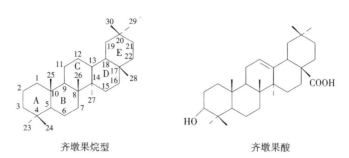

齐墩果烷型　　　　　　　　　　　齐墩果酸

（2）乌苏烷型：乌苏烷型又称 α-香树脂烷型或熊果烷型，与齐墩果烷型不同之处是 E 环上 C_{29} 的甲基由 C_{20} 移至 C_{19} 位上，如乌苏酸。

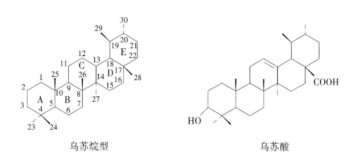

乌苏烷型　　　　　　　　　　　乌苏酸

（3）羽扇豆烷型：中药中此类成分较少，与齐墩果烷型不同之处是其 E 环为五元环，且在 E 环 C_{19} 位有异丙基以 α 构型取代，D/E 环是反式稠合，如白桦脂酸（betulinic acid）。

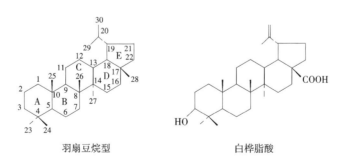

羽扇豆烷型　　　　　　　　　　　白桦脂酸

三、皂苷类化合物的物化性质

(一) 物理性质

1. 性状

(1) 形态：皂苷类化合物由于分子较大，糖类又多为低聚糖，所以一般不易结晶，多为白色无定形粉末，极少数有完好结晶，但苷元常有较好的结晶。

(2) 味：皂苷类化合物味苦而辛辣，粉末对人体黏膜有强烈刺激性，吸入鼻内能引起打喷嚏；某些皂苷内服，可反射性地促进呼吸道黏液腺的分泌，使浓痰稀释，从而可止咳化痰，个别皂苷具有甜味。

(3) 吸湿性：皂苷具有吸湿性，易吸潮，应干燥保存。

(4) 熔点：皂苷类化合物熔点较高，常在熔融前就分解，因此无明显熔点。仅能测得分解点为 200~350 ℃。

2. 酸性

(1) 甾体皂苷：不含羧基，为中性皂苷。

(2) 三萜皂苷：多含有羧基，为酸性皂苷。

3. 旋光性

甾体皂苷、三萜皂苷均具有旋光性。

4. 溶解性

(1) 皂苷一般可溶于水，易溶于热水、烯醇、热甲醇和热乙醇中，几乎不溶于或难溶于乙醚、苯等极性小的有机溶剂。在含水的丁醇或戊醇中溶解度较大，因此，常利用此性质从水溶液中用正丁醇或戊醇萃取皂苷，以此与多糖、蛋白质等亲水性成分分离。

(2) 次皂苷由于糖的数目减少，极性降低，水溶性随之降低，而易溶于乙醇、丙酮、乙酸乙酯中。

(3) 皂苷元则难溶于水而易溶于苯、乙醚、氯仿等低极性溶剂。

(4) 皂苷有助溶性能，可促进其他成分在水中的溶解。

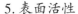

5. 表面活性

（1）皂苷具有降低水溶液表面张力的作用，其水溶液经强烈振摇能产生持久性肥皂样泡沫，不因加热而消失。

（2）皂苷的表面活性与分子中亲水性基团（糖基部分）、亲脂性基团（苷元部分）有关。二者达到平衡时，表面活性显著；二者失去平衡时，表面活性消失。

（3）皂苷类化合物的用途：①可作为清洁剂、乳化剂应用；②用于皂苷的定性，利用发泡试验可初步判断皂苷的有无；③区别甾体皂苷和三萜皂苷，利用中性皂苷在碱水中能形成稳定泡沫来进行区别。

6. 溶血性

皂苷又称为皂毒素，因为皂苷的水溶液大多数能破坏红细胞，产生溶血现象。

（1）溶血机制：皂苷与红细胞壁上的胆甾醇结合，生成不溶性的分子复合物沉淀，沉积于细胞壁上，破坏了红细胞的正常通透性，使血球内渗透压增加而崩解，导致溶血。

（2）溶血指数：溶血指数指在一定条件下能使血液中红细胞完全溶解时药物溶液的最低浓度。例如，甘草皂苷的溶血指数为 1：4000，薯蓣皂苷的溶血指数为 1：400000。

（3）应用：溶血性可初步用于皂苷的定性，溶血试验可采用滤纸试验法和试管试验法，还可以利用溶血指数粗略测定皂苷的含量。

（4）注意：有些皂苷没有溶血现象，如人参总皂苷无溶血性。因为人参总皂苷中的 A 型人参皂苷具有抗溶血作用，B 型人参皂苷和 C 型人参皂苷具有溶血作用，彼此的作用相互抵消表现出无溶血作用；具有溶血性的成分除皂苷外，其他成分如树脂、脂肪酸、萜类、挥发油及胺类等也有溶血性，所以要将提取液纯化除去上述物质后，再测溶血指数。

(二)化学性质

1. 水解

(1)酸水解。

(2)碱水解。

(3)酶水解和 Smith 降解。

2. 与金属盐反应

皂苷的水溶液可以与一些金属盐类如铅盐、钡盐、铜盐等生成沉淀。酸性皂苷的水溶液加入硫酸铵、乙酸铅或其他中性盐类即可生成沉淀；中性皂苷的水溶液则需加入碱性乙酸铅、氢氧化钡等碱性盐类才能生成沉淀。该性质可用于皂苷的提取与初步分离。

第四节 萜类化合物的结构特点与性质

一、萜的含义

萜类化合物是由甲戊二羟酸衍生、分子骨架以异戊二烯单元(C5 单元)为基本结构单元的化合物及其衍生物。因分子中含有双键，所以，萜类化合物又称为萜烯类化合物。萜类化合物是广泛存在于植物和动物体内的天然有机化合物。如从植物中提取的香精油——薄荷油、松节油等，植物及动物体中的某些色素——胡萝卜素、虾红素，等等。

二、萜的分类、命名

萜类化合物中异戊二烯单位可相连成链状化合物，也可连成环状化合物。

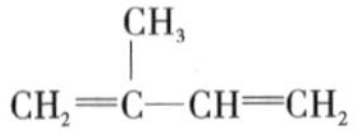

$$CH_2=\overset{\overset{\displaystyle CH_3}{|}}{C}-CH=CH_2$$

异戊二烯

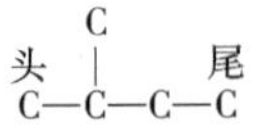

$$头\ \overset{\overset{\displaystyle C}{|}}{C}-C-C-C\ 尾$$

异戊二烯单位

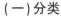

（一）分类

根据分子结构中的异戊二烯单位的数目可将萜分成以下几类。

（1）单萜：含有 2 个异戊二烯单位；包含开链单萜、单环萜、二环单萜 3 种。

（2）倍半萜：含有 3 个异戊二烯单位的萜。

（3）双萜：含有 4 个异戊二烯单位的萜。

（4）二倍半萜：含有 5 个异戊二烯单位的萜。

（5）三萜：含有 6 个异戊二烯单位的萜。

（6）四萜：含有 8 个异戊二烯单位的萜。

这些萜类和单萜一样，也有开链和成环之分。

（二）命名

IUPAC 规定的系统命名法要多接触才能熟练；我国一律按英文俗名意译，再接上"烷""烯""醇"等类命名而成，如樟脑醇、薄荷醇等。

三、萜类化合物的物化性质

（一）物理性质

1. 性状

低分子量的萜类化合物如单萜、倍半萜类化合物通常为液态，具有挥发性，是挥发油的主要组成成分；分子量较高的萜类化合物如双萜、二倍半萜，通常为固态，多数可形成结晶体，不具有挥发性。多数萜类化合物分子结构具有不对称碳原子，具有旋光性。萜类化合物多具有苦味，又称苦味素。

2. 溶解性

萜类化合物一般为亲脂性成分，易溶于亲脂性有机溶剂，可溶于醇，难溶于水，故可用水蒸气蒸馏法提取。萜类化合物可与糖生成苷。

(二)化学性质

1.鉴别反应

蓓酚酮类化合物能与多种金属离子形成络合物,并显示出不同的颜色。这个性质可用于荇酚酮类化合物的鉴别,如铜络合物为绿色结晶体,铁络合物为赤红色结晶体。

环烯醚萜类成分的分子结构中具有半缩醛羟基,性质很活泼,能与一些试剂产生颜色反应,可用于环烯醚萜及其苷的鉴别。

(1)酸水解反应:环烯醚萜苷对酸很敏感,其苷键极易被酸水解,产生的苷元很不稳定,容易发生聚合反应,在不同水解条件下,产生不同颜色的变化或沉淀。例如,桃叶珊瑚苷、车叶草苷、拌苷等水解后可产生黑色沉淀;中药玄参、地黄、枳实等炮制加工变黑,均是由这类成分引起的。

(2)氨基酸反应:在加热的条件下,游离的苷元与氨基酸反应,生成蓝色沉淀。

(3)乙酸-铜离子反应:苷元溶于冰醋酸,加入少量铜离子,加热,显蓝色反应。

(4)Shear试剂反应:环烯醚萜与Shear试剂可产生特殊的颜色反应。如车叶草苷与Shear试剂反应产生黄色至棕色至深绿色反应。

2.化学反应

(1)加成反应:含双键的萜类化合物,可与卤素、卤化氢、亚硝酰氯等试剂发生加成反应。加成产物往往为结晶体,通常利用这一性质分离纯化或检验鉴别萜类化合物。例如,柠檬烯与氯化氢的加成反应,得到的反应产物是柠檬烯二氢氯化物,具有完好的结晶形状。

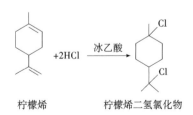

柠檬烯　　　　　柠檬烯二氢氯化物

　　含羰基的萜类化合物可与吉拉德 P 试剂发生加成反应，生成结晶加成物，加酸或继续加成反应可使其分解，生成原来的羰基化合物。含羰基化合物也可与古拉德试剂在醋酸催化下，与醛酮反应，形成可溶于水的腙，之后用乙醚萃取出其余不具有醛酮结构的部分，最后加入酸，腙在酸性条件下又恢复为醛酮，从而实现了羰基萜类化合物的提纯。

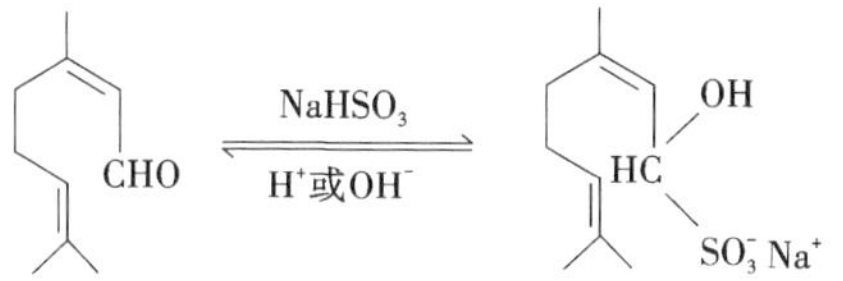

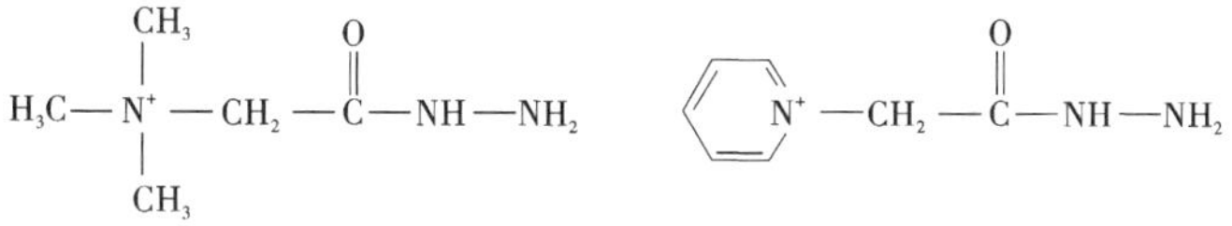

吉拉德 T　　　　　　　　　　　　　吉拉德 P

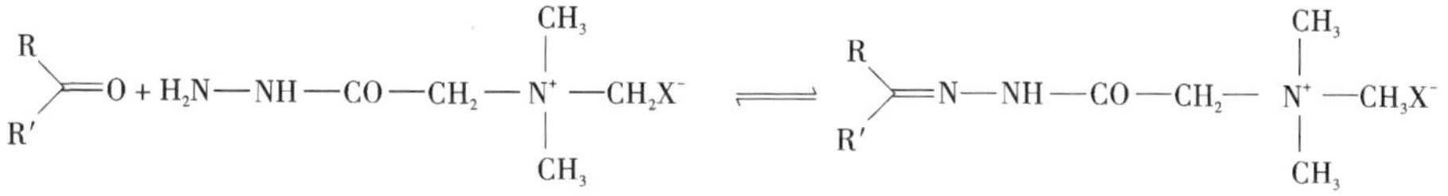

　　（2）氧化反应：萜类化合物常用的氧化剂有臭氧、铬酐、四乙酸铅、高锰酸钾和二氯化硒等，其中臭氧应用最为广泛。具有双键的萜类化合物经臭氧氧化裂解成醛或酮。如月桂酸经臭氧氧化后得到一分子丙酮、一分子 α-羰基戊二醛和两分子甲醛。

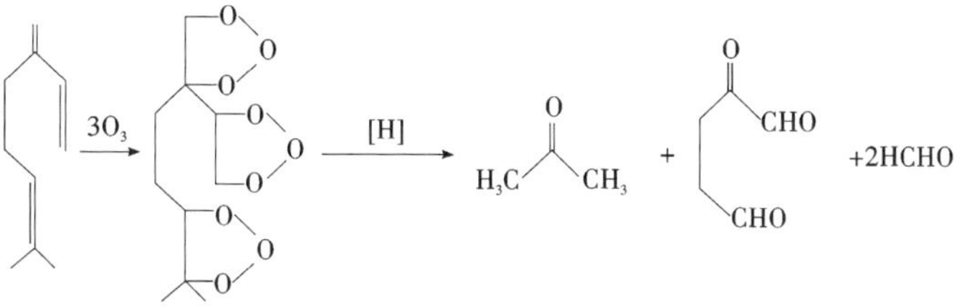

月桂酸　　　　　　　　　　　　丙酮　　α-羰基戊二醛　　甲醛

　　（3）脱氢反应：脱氢反应可用于萜类化合物结构母核的确定。萜类成分的脂环结构经脱氢转变成芳环结构，所得芳烃衍生物容易通过波谱或化学方法加以鉴定。脱氢的反应条件是在惰性气体的保护下，用铂黑或钯做催化剂，在 $200\sim300$ ℃条件下，使萜类成分与脱氢剂如硫或硒共热而实现。

第五节　生物碱类化合物的结构特点与性质

一、生物碱的含义

生物碱是指来源于生物界的一类除蛋白质、肽类、氨基酸及维生素 B 以外含氮有机化合物的总称，大都具有特殊而显著的生理活性。生物碱是天然有机化合物中最大的一类化合物，除少数来自动物，如肾上腺素等；其余大都来自于植物，以双子叶植物最多，在罂粟科、豆科、茄科、石蒜科等植物中分布较广。

二、生物碱的分类、命名

生物碱的分类方法有多种，较常用的是根据生物碱分子中基本母核进行分类，大体分为如下 10 类。

(一)有机胺类生物碱

这一类是氮原子不在环内的生物碱。例如，麻黄碱具有兴奋中枢神经、升高血压、扩张支气管的作用，可治哮喘等疾病；益母草碱是中药益母草的有效成分，能收缩子宫，对子宫平滑肌有增强其紧张性与节律性的作用。

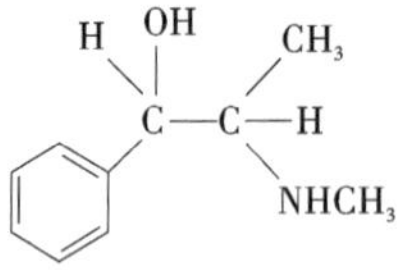

麻黄碱 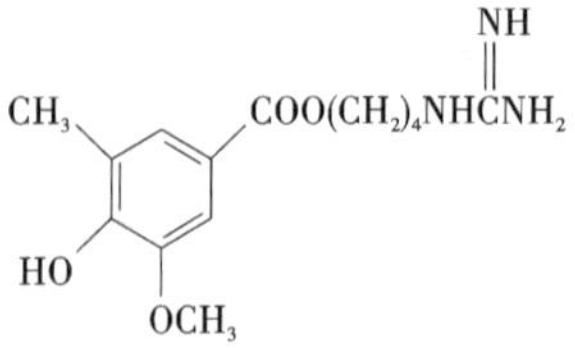　　　　　　　　　　　益母草碱

（二）吡咯烷衍生物类生物碱

这是一类由吡咯及四氢吡咯衍生出的生物碱，包括简单吡咯烷类和双稠吡咯烷类。最简单的吡咯烷生物碱如古豆碱，是从古柯叶中分出的液体生物碱，沸点为 195 ℃。从一叶萩的叶与根分离出的一叶萩碱，有兴奋中枢神经作用，临床可用于治疗脊髓灰质炎及某些自主神经系统紊乱所引起的头晕等症状。

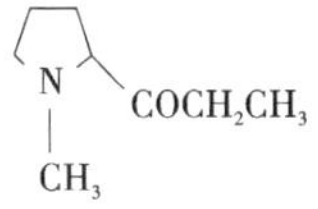

古豆碱 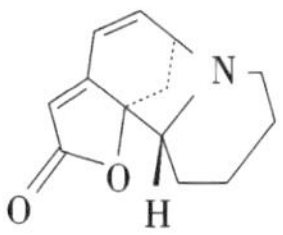　　　　　一叶萩碱

（三）吡啶衍生物类生物碱

这是一类由吡啶衍生出的生物碱。例如，蓖麻碱的分子中含有氰基，毒性较大，内服后能致吐，损伤肝和肾；猕猴桃碱，具有强壮补精作用。

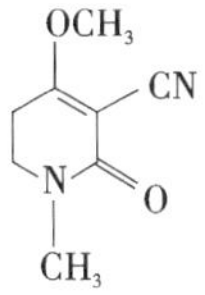

蓖麻碱 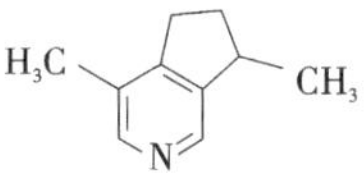　　　　　猕猴桃碱

（四）喹啉衍生物类生物碱

该类为具有喹啉母核的生物碱，如具抗癌活性的喜树碱与具有治疗疟疾作用的奎林药物都是喹啉衍生物类生物碱。

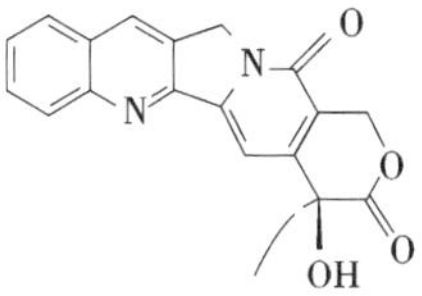

喜树碱 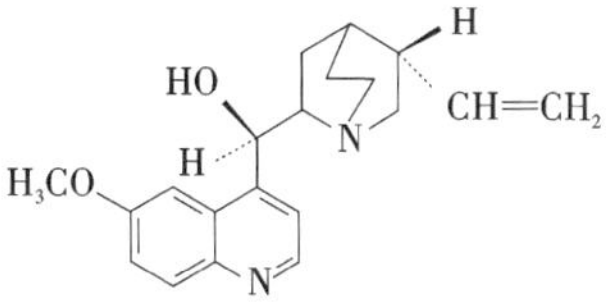　　　　　奎林

(五)异喹啉衍生物类生物碱

此类为具有异喹啉母核或氢化母核的生物碱。最简单的如鹿尾草中降血压成分鹿尾草碱和鹿尾草定;再如鸦片中具有解痉作用的罂粟碱。

鹿尾草碱　　　　　鹿尾草定　　　　　罂粟碱

(六)吲哚衍生物类生物碱

此类生物碱包括简单吲哚和二吲哚类衍生物。最简单的如相思豆中的相思豆碱,作用于中枢神经会产生狂躁、精神错乱;另如可治青光眼的毒扁豆碱。

相思豆碱　　　　　毒扁豆碱

(七)嘌呤衍生物类生物碱

此类生物碱含有嘌呤母核,如咖啡碱。嘌呤衍生物类生物碱是一种中枢神经兴奋剂和利尿、强心药;再如香菇嘌呤,具降血脂功能。

咖啡碱　　　　　香菇嘌呤

(八) 萜类生物碱

氮原子在萜的环状结构中或在萜结构的侧链上。如乌头碱，分子式为 $C_{34}H_{47}NO_{11}$，属二萜类生物碱，具有强心与止痛作用。

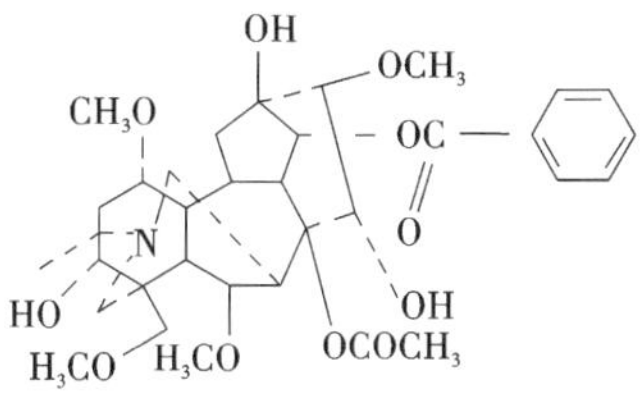

乌头碱

(九) 甾体类生物碱

这是一类含有甾体结构的生物碱。例如孕甾烷类生物碱枯其林有止泻、解毒的功能；异胆甾烷类生物碱黎芦碱有催吐、祛瘀等功效。

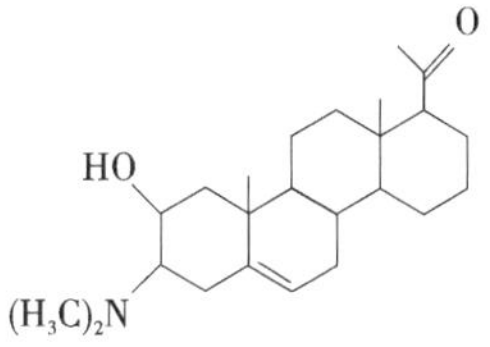

枯其林 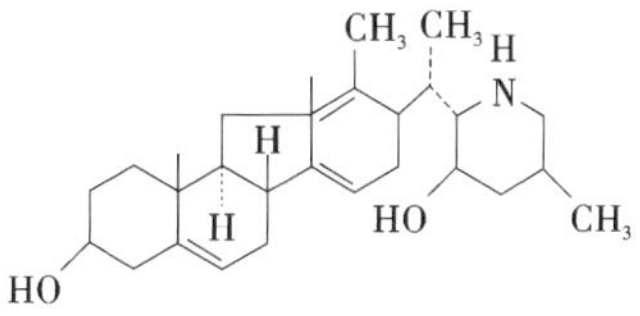　　　　　　　黎芦碱

(十) 大环类生物碱

美登素，其分子式为 $C_{34}H_{46}ClN_3O_{10}$，熔点为 $183.5 \sim 184.0\ ^\circ\text{C}$。其结构很复杂，最终结构经美登素的溴丙醚衍生物的 X 单晶衍生分析而确定，是含有 8 个手性中心与一对共轭双键的十九元大环内酯胺化合物。

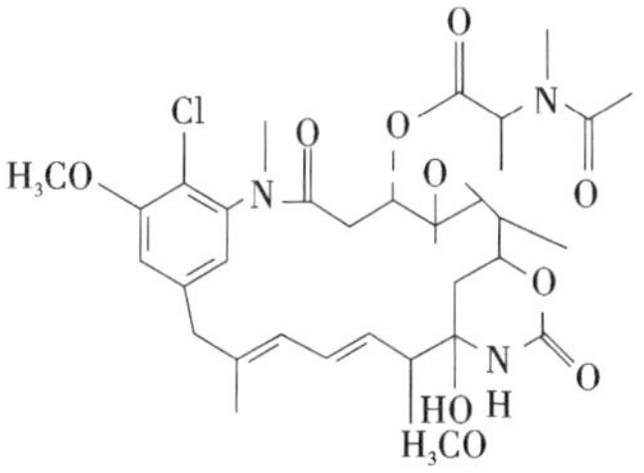

美登素

113

三、生物碱的物化性质

(一)物理性质

1. 性状

(1)形态：大多数生物碱为结晶形固体，有一定的结晶形状，有明显的熔点，少数有升华性。少数生物碱为液体。绝大多数生物碱是无色或白色的化合物，只有少数生物碱有颜色，主要原因是它们结构中有共轭体系存在。

(2)味：生物碱多具苦味。

2. 旋光性

大多数生物碱分子有手性碳原子存在，有光学活性，且多数为左旋光性。只有少数生物碱不含手性碳原子。旋光性可因溶剂、pH 的改变而有较大差别：烟碱在中性条件下呈左旋，但在酸性条件下则变为右旋。生物碱的生理活性与旋光性密切相关，一般左旋体有较强的生理活性，而右旋体则没有或仅有很弱的生理活性。

3. 酸碱性

生物碱分子中氮原子具有孤对电子，可接受质子而显碱性，因此除酰胺生物碱呈中性外，大多数生物碱呈碱性。生物碱的碱性强弱与其分子结构，特别是氮原子的杂化状态和其化学环境有很大的关系，一般碱性强弱顺序为：季铵碱>酯仲胺碱>脂叔胺碱>芳叔胺碱>酰胺碱。生物碱大多能与无机酸或有机酸反应生成盐而溶于水。

4. 溶解性

游离生物碱极性极小，大多数不溶于水或难溶于水，能溶于氯仿、乙醚、丙酮、乙醇或苯等有机溶剂。生物碱的盐类极性较大，大多易溶于水及醇，不溶或难溶于氯仿、乙醚、丙酮或苯等有机溶剂，其溶解性与游离生物碱恰好相反。苷类、季铵碱类生物碱大多水溶性较强。含酸性基团的生物碱难溶于一般有机溶剂中，因具有两性故可溶于酸水或碱水中。小分子的麻黄碱既可溶于有

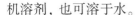

机溶剂，也可溶于水。

(二)化学性质

1. 沉淀反应

利用生物碱的沉淀反应可检测植物中是否含有生物碱，以及分离生物碱。沉淀反应是利用生物碱在酸性条件下与某些沉淀剂生成不溶性复盐或配合物沉淀。

2. 显色反应

显色反应可用于鉴别生物碱，其原理目前还不太清楚，常用的显色剂有以下几种。

Frohde 试剂：遇乌头碱显黄棕色，吗啡显紫色转棕色，可待因显暗绿色至淡黄色，黄连素显棕绿色，阿托品等不显色。

Mandelin 试剂：遇吗啡显棕色，可待因显蓝色，莨菪碱显红色。

Marquis 试剂：遇吗啡显橙色至紫色，可待因显红色至黄棕色。

第六节 苷类化合物的结构特点与性质

一、苷的含义

苷类又称配糖体，是糖或糖的衍生物如氨基糖、糖醛酸等与另一非糖物质（称为苷元或配基，aglycone 或 genin）通过糖的端基碳原子连接而成的化合物，因而有 α-苷和 β-苷之分。苷类的英文命名常以-in 或-oside 作后缀。

二、苷的分类、命名

按生物体内原存在的或是次生的苷分为原苷和次级苷；按连接单糖基的个数分为单糖苷、二糖苷等；按连接糖的链数分为单糖链苷、双糖链苷、三糖链苷等；按苷键原子的不同分为氧苷、硫苷、氮苷和碳苷，其中氧苷最为常见。氧苷根据苷键的不同可分为醇苷、酚苷、氰苷、酯苷等四类。

（一）醇苷

醇苷是由苷元醇羟基与糖端基羟基脱水缩合而成。

（二）酚苷

酚苷是由苷元酚羟基与糖分子端基羟基经脱水缩合而成。

（三）氰苷

氰苷主要是指一类具 α－羟基腈的苷元与糖组成的氧苷，现已发现 50 多种。

（四）酯苷

酯苷是由苷元羧基和糖分子端基羟基脱水缩合而成。

三、苷类化合物的物化性质

（一）物理性质

1. 性状

苷类多数是固体，糖基少的易形成结晶，糖基多的多呈无定形粉末状，有吸湿性。苷类有的无色，有的呈黄色、橙色，其颜色与分子结构密切相关。

2. 溶解性

苷类的亲水性与糖基数目密切相关，往往随糖基的增多而亲水性增强。

3. 旋光性

苷类多数呈左旋光性。

（二）化学性质

苷键的裂解按裂解的程度可分为全裂解和部分裂解。部分裂解所用的试剂和方法有 8%～10%甲酸、40%～50%乙酸、酶解、乙酰解、甲醇解等。按所用的方法可分为均相水解和双相水解，双相水解可避免苷元长时间与酸、碱等作用，有利于提高苷元的收率或获得原苷元。按所用催化剂可分为酸催化水解、碱催化水解及β-消除反应、酶水解、氧化裂解、乙酰解、糖醛酸甘水解等。苷键裂解反应是研究苷键和糖链结构的重要反应。通过苷键裂解反应可将苷键切断，以了解苷元结构及连接糖的种类，并确定苷元与糖的连接方式及糖与糖的连接方式。下面介绍苷键常用的裂解方法。

1. 酸催化水解

苷键属于缩醛结构，对酸不稳定，对碱较稳定，易与稀酸催化水解。酸催化水解常用的试剂是水或烯醇，常用的催化剂是稀盐酸、稀硫酸、乙酸、甲酸等。其反应历程是苷键原子首先质子化，然后苷键断裂生成苷元及糖的阳碳离子中间体，糖的阳碳离子在水中经溶剂化，最后再失去质子而形成糖分子。以氧苷为例，其反应历程如下：

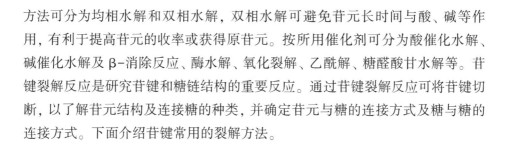

从上述反应历程可以看出，酸催化水解的难易与苷键原子的电子云密度及其空间环境密切相关，苷元结构有利于苷键原子质子化，易于水解。此外还与糖的类别及结构特征有关。归纳起来有以下规律。

(1)按苷键原子的不同，酸水解易难顺序为：N-苷>O-苷>S-苷>C-苷。N易接受质子，容易水解；而C上无共享电子对，不易质子化，很难水解。

(2)呋喃糖苷较吡喃糖苷更易水解。因为五元呋喃环的平面性使各取代基处于重叠位置，形成水解中间体可使张力减小，所以有利于水解。

(3)酮糖多为呋喃糖结构，故较醛糖更容易水解。

(4)在吡喃糖苷中，吡喃环 C_5 上的取代基越大越难水解，水解速率大小有如下顺序：五碳糖>甲基五碳糖>六碳糖>七碳糖。如果接有羧基，则最难水解。

（5）由于吸电子基的诱导效应，可使苷键原子电子云密度降低，而不利于苷键原子的质子化也就不利于水解，因此氨基糖较难水解，羟基糖次之，去氧糖最易水解。

难水解的苷类在剧烈的条件下，苷元可发生脱水反应，形成脱水苷元，而不能得到原始的苷元。对酸不稳定的苷元，为了不使其产生结构变化，有时可采用二相水解反应。即在反应混合物中加入与水不相溶的有机溶剂（如苯），使水解后的苷元即刻进入有机相，可避免苷元与酸长时间接触，从而得到原始的苷元。

2.碱催化水解反应和β-消除反应

从苷键的局部结构来看，它本是缩醛型的醚键，对碱性试剂应该相当稳定，不易被碱水解。但由于酚苷中的芳环具有一定的吸电作用，使糖端基碳上氢的酸性增强，有利于 OH^- 的进攻，形成正碳离子后，芳环对苷键原子又具有一定的供电能力，有利于正碳离子的稳定；与羰基共轭的烯醇类从插烯规律来看实际上具有酯的性质，故酰苷、酚苷、与羰基共轭的烯醇苷可被碱水解。如4-羟基香豆素苷、水杨苷、靛苷、海韭菜苷（triglochinin）等遇碱能够水解。

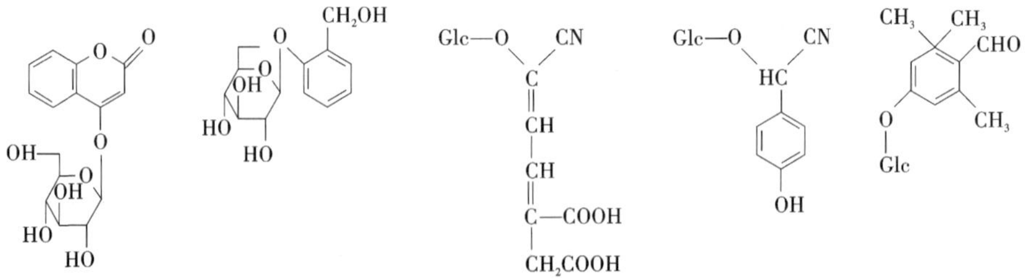

| 4-羟基香豆素苷 | 水杨苷 | 海韭菜苷 | 蜀黍苷 | 藏红花苦苷 |

对酚苷和酯苷，当糖的 C_2-OH 与苷键成反式时易水解。反式获得的是1,6-糖苷，顺式则为正常的糖。1,6-糖苷的生成可能是发生了二次 Walden 转换所致，据此可以判断苷键的构型。如存在于甜叶菊中的 dulcoside A 用碱水解获得1,6-葡萄糖苷，由此推定其连接在羟基上的葡萄糖苷键的构型为 β 型。

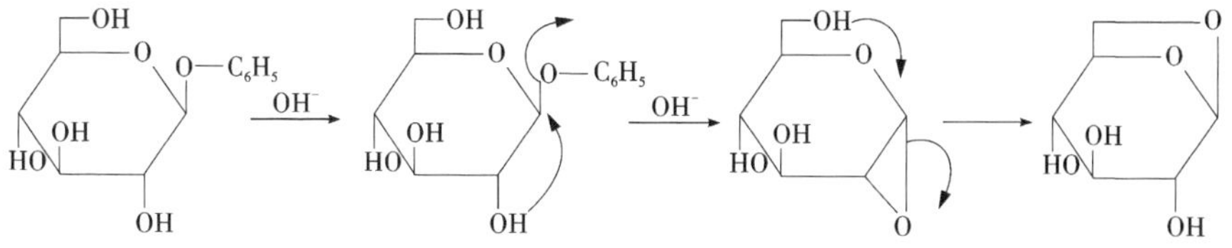

苯酚β–D–葡萄糖苷

1,6–葡萄糖苷

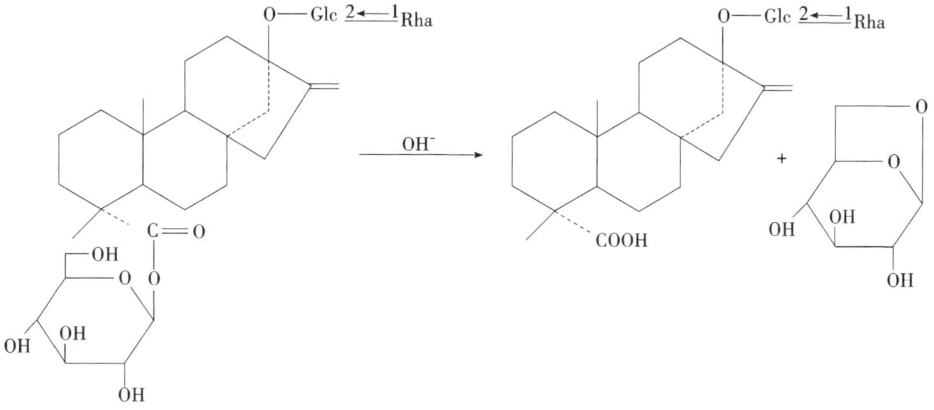

O—Glc 2←1Rha

O—Glc 2←1Rha

OH⁻

—C=O

—COOH

dulcoside A

苷键有 β 位吸电子基团，可使 α 位氢活化，有利于 OH⁻ 的进攻，因此 β 位吸电子基团可与苷键发生消除反应而开裂苷键。在 1→3 或 1→4 连接的聚糖中，还原端的游离醛（或酮）能使邻位氢活化而与 3—O—或 4—O—苷键起消除反应，因此 β 位吸电子基团能够使聚糖还原端的单糖逐个剥落，对非还原端则无影响。

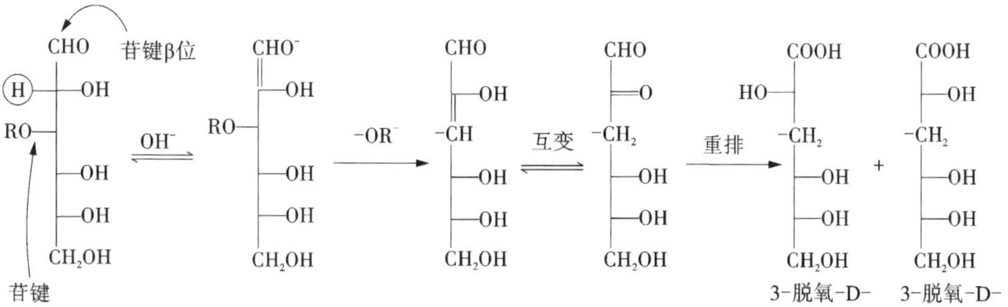

CHO 苷键β位 CHO⁻ CHO CHO COOH COOH
—OH —OH —CH —CH₂ —CH₂ —CH₂
RO— RO— OH⁻ —OR⁻ 互变 重排 HO—
—OH —OH —OH —OH —OH —OH
—OH —OH —OH —OH —OH —OH
CH₂OH CH₂OH CH₂OH CH₂OH CH₂OH CH₂OH

苷键

3–O–代糖

3-脱氧-D-阿拉伯己糖酸 3-脱氧-D-核己糖酸

4，6-去氧六碳糖酮-2 或 4-去氧五碳糖酮-2 的双连苷也可用碱催化水解。如存在于卫矛科福木（elaeodendron glaucum）中的福木苷 B（elaeodendroside B），用酸(如过碘酸等)酶水解均未获得苷元,而在甲苯中加入少量三乙胺、吡啶或 Al_2O_3 后回流就可获得苷元。该苷能被碱水解,可能与 C_4 位上双键既可以活化 C_3 位上的氢,有利于 OH^- 的进攻,又可以增加 C_3 位脱掉质子后形成的碳正离子的稳定性有关。

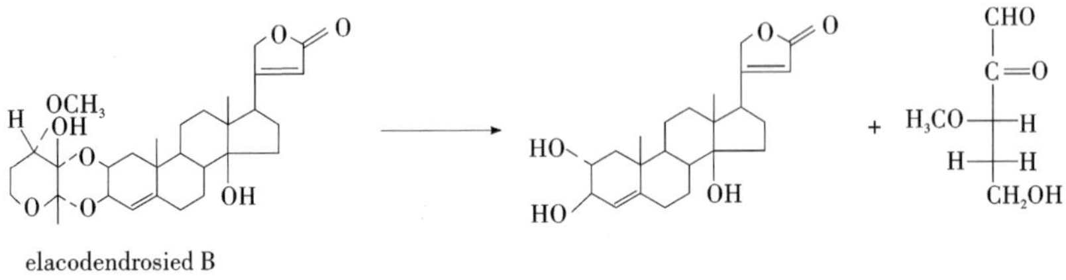

elacodendrosied B

3.酶催化水解反应

酸碱催化的苷水解反应总的来说比较剧烈,糖和苷元部分均有可能继续发生反应,使产物复杂化,而且无法区别苷键的构型。与之相比酶催化水解反应却具有专属性高、反应温和的特点。如存在于穿心莲(andrographis paniculate)中的穿心莲内酯 19-β-D-葡萄糖苷(andrographolide-19-β-D-glucoside)用硫酸水解时,可产生去氧和末端移位的苷元,而用纤维素酶水解则可获得原苷元。再如碳苷用其他的方法水解很难获得原苷元,而用人或动物体内某些微生物产生的酶水解则可获得原苷元。

穿心莲内酯19-β-D-葡萄糖苷　　　　　穿心莲内酯

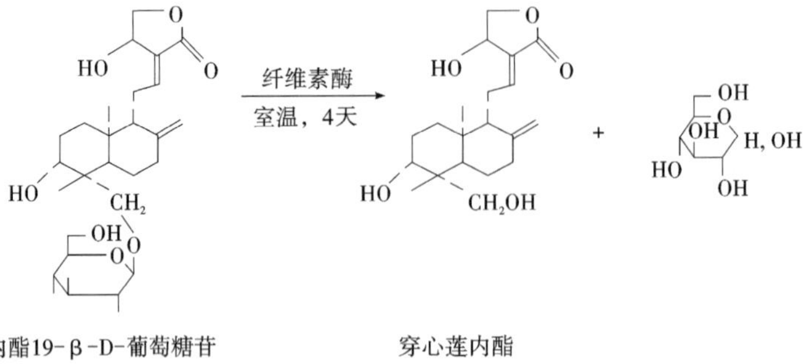

常用于苷键水解的酶有转化糖酶(invertase)、麦芽糖酶(maltase)、杏仁苷酶(emulsin)、纤维素酶(cellulose)等。此外蜗牛酶、高峰淀粉酶(taka-diastase)、橙皮苷酶(hesperidinase)、橘苷酶(naringenase)等也是常用的苷键水解酶。其中转

化糖酶只水解 β-果糖苷键，如水解蔗糖、龙胆糖、棉籽糖、水苏糖等只能脱掉其一分子果糖；麦芽糖酶只水解 α-D-葡萄糖苷键；杏仁苷酶只水解 β-六碳醛糖苷键；纤维素酶只水解 β-D 葡萄糖苷键；蜗牛酶只水解 β-苷键。

大多数酶均为基团特异性酶即同工酶，不论分子的结构、大小、形状如何，只要存在某种苷键，就可用某种酶水解。但少数酶的立体选择性非常强，只能水解某个化合物的某个糖，如存在于毒毛旋花中的 β-D-葡萄糖苷酶（β-D-glucosidase）和毒毛旋花子双糖酶（strophanthobiase），前者只能水解k-毒毛旋花子中苷的末端葡萄糖，后者则只能水解该苷末端的葡萄糖双糖。实际上，由于酶的分离纯化很困难，目前使用的酶大多为未提纯的混合酶，随着进一步的分离纯化，酶的专一性会有很大改变。如幼高粱（sorghum vulgare）的粗蛋白提取物具有 β-葡萄糖水解酶的活性，能够水解蜀黍苷（dhurrin）、taxiphyllin、4-硝基酚等。随着进一步分离纯化从中获得两种葡萄糖苷酶，这两种酶只能水解蜀黍苷，而对其他的苷无水解作用。

pH 是影响酶解的一个重要因素，某些酶的酶解产物会随着 pH 的改变而改变。如存在于十字花科植物中的芥子苷酶（myrosinase），在 pH 为 7 即在中性条件下时，在芥子苷酶作用下，芥子苷的酶解产物是异硫氰酸酯，在 pH 为 3~4 时酶解产物则是腈和硫黄。

$$\underset{\text{芥子苷}}{\underset{S-Glc}{\overset{N-O-SO_3K}{R-C}}} \xrightarrow[\text{芥子苷酶}]{} \begin{cases} \text{pH为7} \\ \text{pH为3~4} \end{cases}$$

$$\begin{bmatrix} \overset{N-OH}{\underset{SH}{R-C}} \end{bmatrix} + KHSO_4 + C_6H_{12}O_6$$

$$R-N=C=S$$

$$R-CN + S + KHSO_4 + C_6H_{12}O_6$$

在植物中苷和能水解该苷的酶往往是共存的。由于它们不在同一位置，故无法发生水解反应。只有当植物细胞被破坏后，酶和苷才能相遇，进而把苷水解。如幼高粱中蜀黍苷分布于表皮细胞的细胞液中，而葡萄糖苷酶则集中于叶内细胞内，只有当组织被粉碎后该苷才能被酶水解。

用酶水解苷键可以获知苷键的构型，可以保持苷元结构不变，还可使部分苷键得到次级苷或低聚糖，从而获知苷元和糖、糖和糖之间的连接方式。

4.氧化裂解法

Smith 裂解法是常用的氧化裂解法，也叫高碘酸裂解法，是一个反应条件温和、易得到原苷元，通过反应产物可以推测糖的种类、糖和糖之间的连接方式以及氧环大小的一种苷键裂解方法。这种方法对苷元结构容易改变的苷以及 C-苷水解的研究特别适宜。但此方法不适用于苷元上有邻二醇羟基的苷类或易被氧化的有基团的苷，因为高碘酸在氧化糖的同时也会将它们氧化。

Smith 裂解法所用的试剂是 $NaIO_4$ 和 $NaBH_4$。首先将样品溶于水或烯醇溶液中，加入 $NaIO_4$，在室温下将糖氧化开裂成二醛；再以 $NaBH_4$ 还原，生成相应的二元醇，以防醛与醇进一步缩合使水解困难；最后 pH 调为 2 左右，室温情况下即可将其水解。由于这种醇的中间体具有真正的缩醛结构，故在非常弱的酸性条件下就可水解。

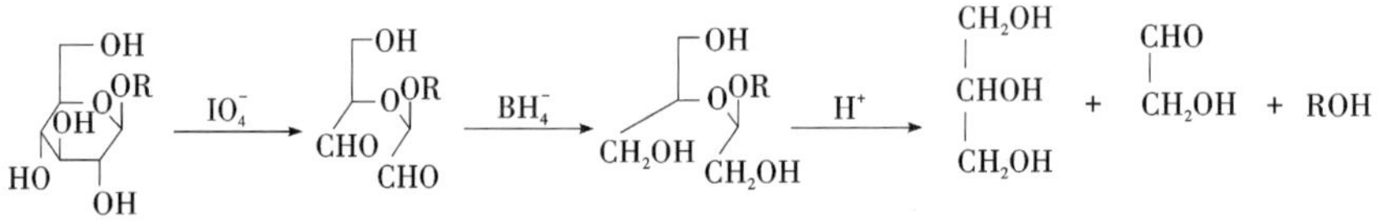

人参皂苷 Rb_1（ginsenoside Rb_1）用各种方法水解均未获得原苷元，只有采用 Smith 裂解法后才获得原苷元即 20-S-原人参二醇（20-S-protopanaxadiol）。其有三个羟基却被称为原人参二醇是因为最早用其他裂解方法所获得的苷元上只有二个醇羟基，只是用 Smith 裂解法裂解后才知道原来获得的苷元实际上是一个人工产物，为了与原产物区别才在名称前加了一个"原"字。

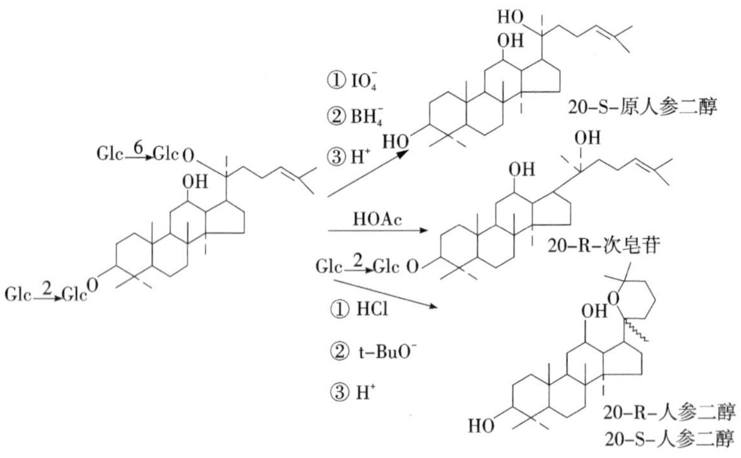

碳苷用 Smith 裂解法裂解后获得的是连有一个醛基的苷元。

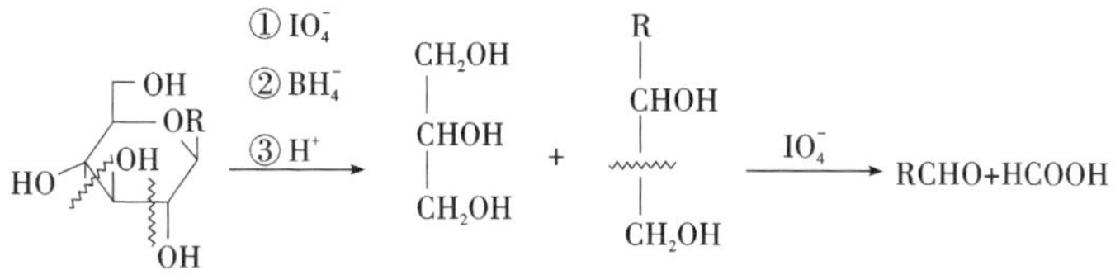

碳苷用 $FeCl_3$ 氧化法开裂苷键时，获得的糖并不是存在于原苷中的糖，而是其 C_1-C_2 间的开裂产物。如葡萄糖碳苷用 $FeCl_3$ 氧化法开裂，获得的糖是阿拉伯糖。

5. 乙酰解法

用乙酰解法可以开裂一部分苷键而保留另一部分苷键，在水解产物中得到乙酰化的低聚糖。同时，酰化也可以保护苷元部分的羟基，得到的是一些亲脂性成分，方便提纯和鉴定。反应操作简便，一般在室温下放置数天即可。常用的试剂是乙酸酐与不同的酸的组合。所用酸如 H_2SO_4、$HClO_4$、CF_3COOH 或 Lewis 酸（$ZnCl_2$、BF_3 等），反应机理与酸催化水解相似，而以 CH_3CO^+ 为进攻基团。但苷键裂解的速率在这两种反应中有时却完全相反。当苷键邻位有羟基可以乙酰化，或者苷键邻位有环氧基，由于强的诱导效应而使反应变慢。从对糖苷键的乙酰解速率研究可获知糖与糖乙酰解难易程度，如 β-苷键的葡萄糖双糖，苷键断裂的难易程度为（1→2）<（1→3）<（1→4）<（1→6）。

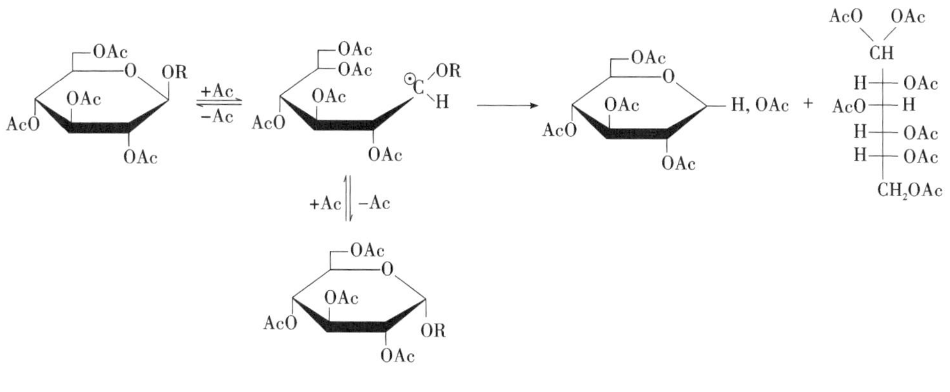

乙酰解具有反应条件温和，操作简便（通常室温放置数天即可），可开裂部分苷键，所得产物为单糖低聚糖及苷元的酰化物，增加了反应产物的脂溶性，有利于提纯精制和鉴定等优点。但应该引起注意的是乙酰解反应有时会使糖的端基发生异构化。此外对 C_2、C_3 上有邻顺二羟基的呋喃型糖，其 C_2、C_3 位有时也会发生差向异构化，如由苷露呋喃型糖变为葡萄糖。

holotoxin A 是 stichopus japonica 中的一个具有抗真菌活性的五糖皂苷，其糖的组成为 D-木糖、D-鸡纳糖、D-葡萄糖和 D-葡萄糖三甲醚。该化合物与糖的连接关系就是通过用乙酸酐-$ZnCl_2$ 乙酰解而确定的。

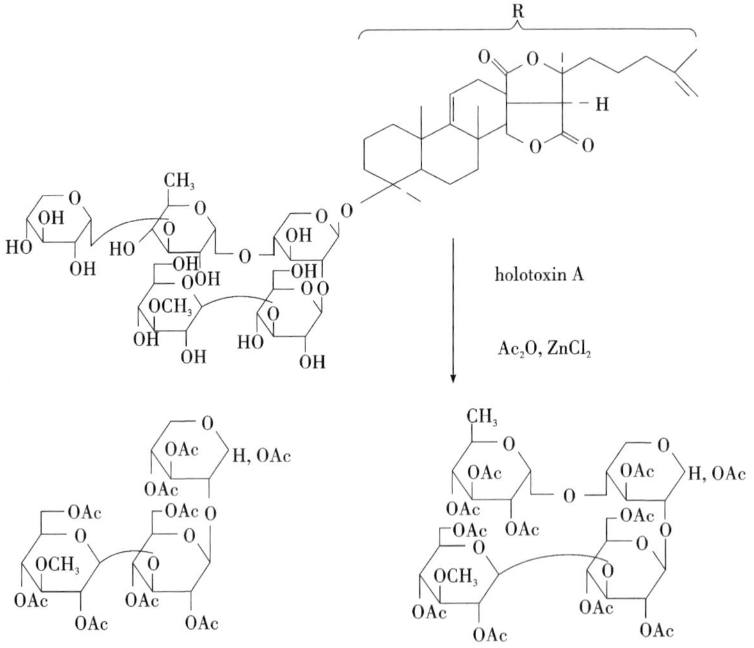

6.糖醛酸苷的选择性水解反应

许多苷和聚糖中都含有醛糖酸，特别是在皂苷和生物体内肝脏的代谢产物中，糖醛酸苷更为常见。糖醛酸苷键用普通的裂解的方法很难开裂，常需要加剧反应条件，其结果是造成糖醛酸和苷元的破坏，故糖醛酸苷键的裂解常需一些特殊的方法，如光解法、四乙酸铅分解法、乙酸酐吡啶分解法、微生物培养法等。

值得注意的是，个别苷元除了苷元用苷键与糖相连外，还用醚键与同一糖相连。例如，存在于赤芍（paeonia lactiflora）根中的芍药新苷（lactiflorin），这种苷即使用前述方法将苷键开裂也无法获得苷元和糖。在苷类化合物中，有些苷键很难开裂，有些苷键则很容易开裂，甚至在水和烯醇中加热稍长时间就可开裂，如人参皂苷 Rb_1 在加热中就容易脱掉 C_{20} 位上的糖基生成次皂苷 Rg_3，且该位的构型也由 S 型转变为 R 型。

第七节　醌类化合物的结构特点与性质

一、醌的含义

醌类化合物是天然产物中一类比较重要的活性成分，是指分子内具有不饱和环二酮结构或容易转变成这样结构的天然有机化合物及在生物合成方面与醌类有密切关系的化合物。

醌类化合物按结构可分为苯醌、萘醌、菲醌、蒽醌等类型，其中蒽醌衍生物的种类最多。

二、醌类化合物的分类、命名

（一）苯醌类

苯醌类从结构上可分为邻苯醌和对苯醌两类。但邻苯醌不稳定，自然界中存在的苯醌多为对苯醌衍生物。

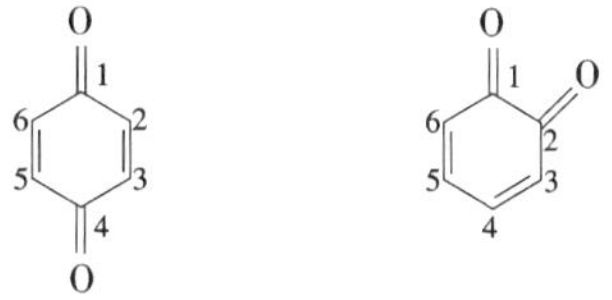

对苯醌　　　　　邻苯醌

该类物质多为黄色或橙色结晶，在苯醌母核上常带有—OH、—CH$_3$、—OCH$_3$或碳链长短不一、饱和程度不同的烃基侧链。

苯醌类化合物存在于 27 科高等植物中，在低等植物棕色海藻中也发现此类化合物。例如，存在于中药风眼草果实中具有较强抗菌作用的 2, 6-二甲氧基苯醌，该物质是最常见的、分布最广泛的一种苯醌，现已从木兰科、桑科、菊科等十余科植物中分离得到。马蔺子成熟种皮中的马蔺子甲素也属苯醌类，具有抗癌活性。

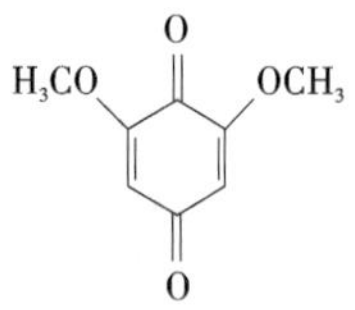

2, 6-二甲氧基苯醌 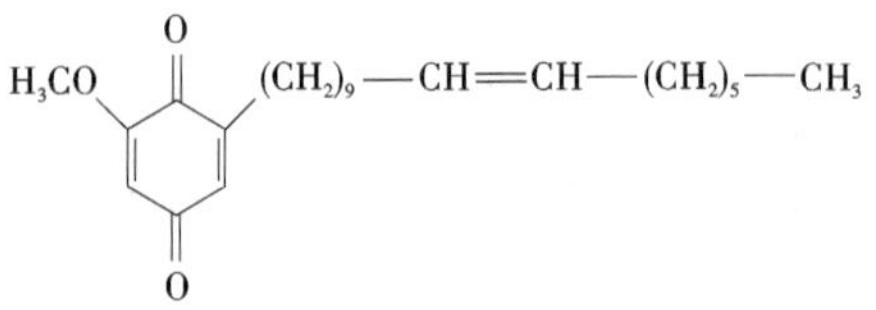   马蔺子甲素

此外，广泛存在于生物界的泛醌类，也称为辅酶 Q 类，能参与生物体内的氧化还原过程。其中辅酶 Q10 已用于治疗心脏病、高血压病、癌症等。从海洋生物中也发现了苯醌类，棕色海藻中含有的系列苯醌类均是苯醌与倍半萜的聚合体，如 zonarone。

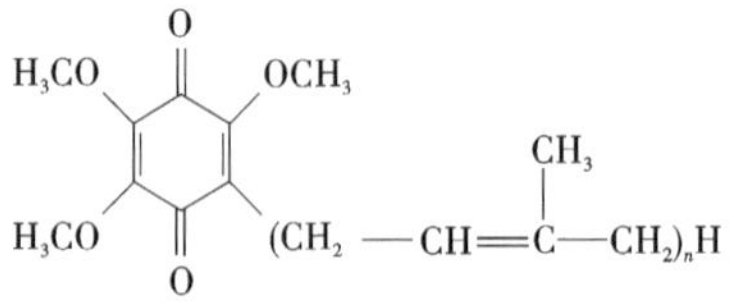

辅酶Q类(异戊二烯基团数量为6~10) 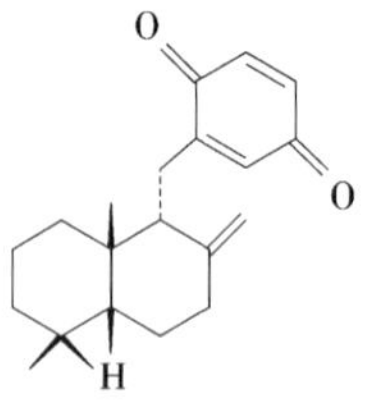   zonarone

近年从澳大利亚一种海绵 spongia hispida 中分离鉴定了一系列对苯酚和倍半萜聚合而成的化合物，如 isospongiaquinone 和 ilimaquinone 等。

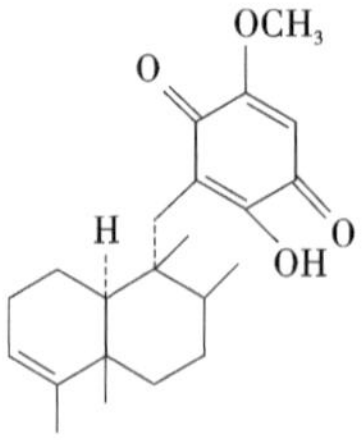

isospongiaquinone 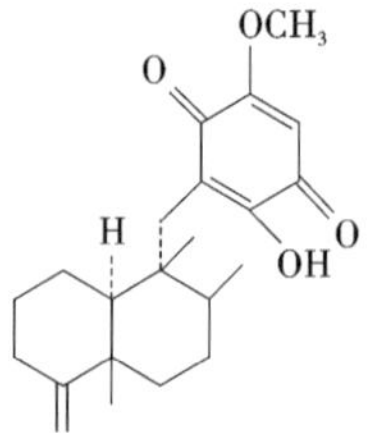   ilimaquinone

126

(二)萘醌类

萘醌类化合物按其结构可分为 α-（1，4）萘醌，β-（1，2）萘醌和 amphi-（2，6）萘醌三种类型。但至今实际上从自然界得到的绝大多数萘醌为 α-萘醌类。

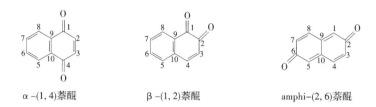

α-(1，4)萘醌　　　　　β-(1，2)萘醌　　　　　amphi-(2，6)萘醌

萘醌大致分布在 20 多科高等植物中，其中紫草科、柿科、蓝雪科等萘醌含量较丰富。许多萘醌类化合物具有显著的生物活性。例如，存在于胡桃叶及未成熟的果实中的胡桃醌，该物质具有抗菌、抗癌及镇静中枢神经等作用；蓝雪醌是蓝雪科蓝雪属植物中萘醌的代表性成分，具有抗菌、止咳及祛痰作用，在该属植物中还发现萘醌的聚合体及蓝雪醌与香豆素的聚合体，如 cyclocanaliculatin。

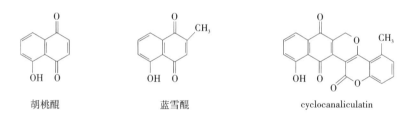

胡桃醌　　　　　　　蓝雪醌　　　　　　　cyclocanaliculatin

从紫草中分离的紫草素及其衍生物也是萘醌类，具有止血、抗炎、抗菌、抗癌、抗病毒等作用，是紫草的主要有效成分。维生素 K 类化合物，如维生素 K_1 和维生素 K_2 也属于萘醌类化合物，具有促进血液凝固作用。萘醌在低等植物中也有分布，产自新西兰棕藻中的 2-羟基-3-异戊烯基萘醌，对 P-388 白血病细胞有细胞毒性及抗真菌活性。

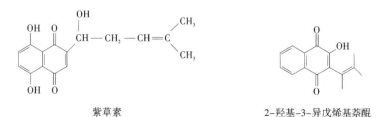

紫草素　　　　　　　　　　　　2-羟基-3-异戊烯基萘醌

(三) 菲醌类

天然菲醌类包括邻菲醌和对菲醌两种类型，邻菲醌有两种形式Ⅰ型邻菲醌和Ⅱ型邻菲醌。醌类母核上常见的取代基有—OH、—CH$_3$、—OCH$_3$、—CHO、异丙基等。

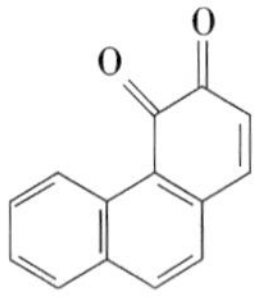

邻菲醌(Ⅰ) 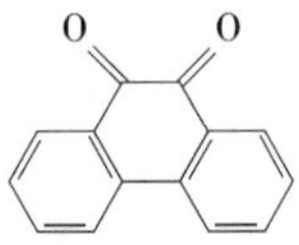　　　　　邻菲醌(Ⅱ) 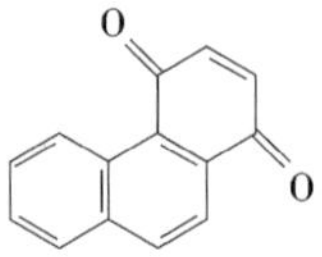　　　　　对菲醌

菲醌类成分主要分布在唇形科、兰科、豆科、使君子科、杉科等植物中，在地衣中也能分离得到。尤其在唇形科的鼠尾草属、香茶菜属中普遍存在。

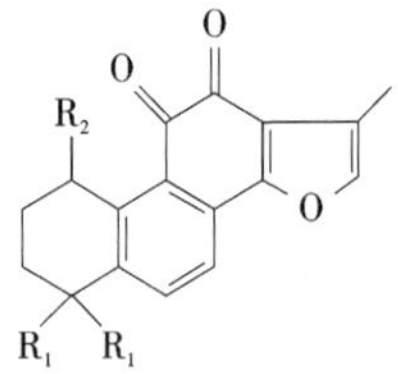

丹参酮ⅡA(R$_1$═CH$_3$、R$_2$═H)　　　　丹参新醌A　　R═HC$\begin{smallmatrix}CH_3\\CH_2OH\end{smallmatrix}$

丹参酮ⅡB(R$_1$═CH$_2$OH、R$_2$═H)　　　丹参新醌B　　R═HC$\begin{smallmatrix}CH_3\\CH_3\end{smallmatrix}$

羟基丹参酮ⅡA(R$_1$═CH$_3$、R$_2$═OH)　　丹参新醌C　　R═CH$_3$

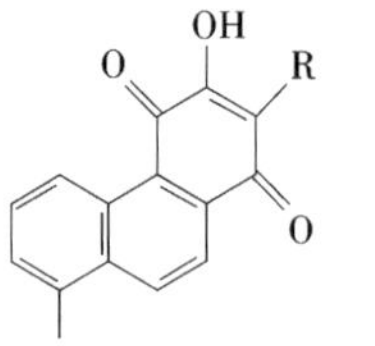

迄今为止报道的第一个从地衣 parmelia bindae 中分离得到的菲醌类化合物是 biruloquinone，该物质中除了有菲醌的基本结构外，还有六元内酯环的结构。最近有报道，新的邻菲醌衍生物 bulbophyllanthrone 已从植物 bulbophyllum odoratissimum 中分离出来。化合物 biruloquinone 和 bulbophyllanthrone 都是Ⅱ型邻菲醌。

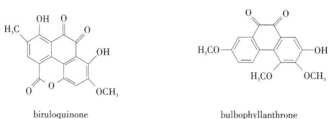

biruloquinone   bulbophyllanthrone

(四)蒽醌类

天然蒽醌以 9，10-蒽醌类衍生物最为常见，基本结构如下所示。1、4、5、8 位为 α 位，2、3、6、7 位为 β 位，9、10 位为 meso 位。

自然界存在的蒽醌类化合物包括羟基蒽醌衍生物及其不同还原程度的产物，如蒽酚、蒽酮及蒽酮二聚体等。母核上常有—OH、—CH$_3$、—OCH$_3$、—COOH 等官能团。

蒽醌类化合物分布在 30 多科植物中，含量较丰富的科有蓼科、鼠李科、茜草科、豆科、马鞭草科等，另外在地衣和真菌中也有发现。

1. 蒽醌衍生物

天然蒽醌衍生物在蒽醌母核上常见取代基有羟基、羟甲基、甲氧基和羧基，以游离及与糖结合成苷两种形式存在于植物体内。羟基蒽醌类衍生物是该类型中数量最多的一种，其中苷类所占的比例比其他醌类明显多很多。

根据羟基在蒽醌母核上的分布情况，可将羟基蒽醌衍生物分为两类：大黄素型和茜草素型。

（1）大黄素型：羟基分布在两侧的苯环上，多数化合物呈黄色，是蒽醌衍生物中最多的一种类型。例如常用中药大黄中的主要蒽醌成分多属于这个类型。

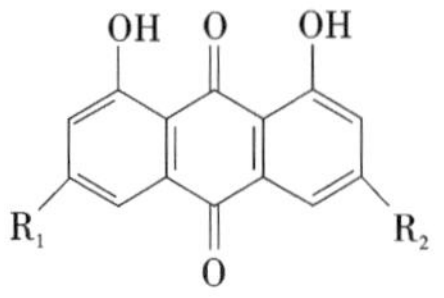

大黄粉	$R_1=CH_3$	$R_2=H$
大黄素	$R_1=CH_3$	$R_2=OH$
大黄素甲醚	$R_1=CH_3$	$R_2=OCH_3$
芦荟大黄素	$R_1=H$	$R_2=CH_2OH$
大黄酸	$R_1=H$	$R_2=COOH$

大黄中的羟基蒽醌衍生物多与葡萄糖结合成苷类，一般有单糖苷和双糖苷两种。此外，虎杖、决明子、何首乌、芦荟等中药的有效成分均属于这一类型。除高等植物外蒽醌还存在于地衣中，已经在 asahinea chrysantha 中提取出 1，4，8-三羟基-3-甲基蒽醌。

从中药巴戟天中分得的 1，6-二羟基-2，4-二甲氧基蒽醌及从虎刺分得的 1，5-二羟基-2-甲氧基蒽醌和 1，3，5-三羟基-2-羧乙基蒽醌也属于大黄素型。

(2)茜草素型：这类化合物的羟基分布在一侧的苯环上，一般颜色较深，多呈橙黄、橙红色，如中药茜草中的茜草类化合物均属于此类。此外从欧茜草根中亦可分离得到红色结晶，即 1，4-二羟基-2-羟甲基蒽醌。茜草型蒽醌类除了游离形式外，也以苷的形式存在，已分离得到的有单糖苷和双糖苷。

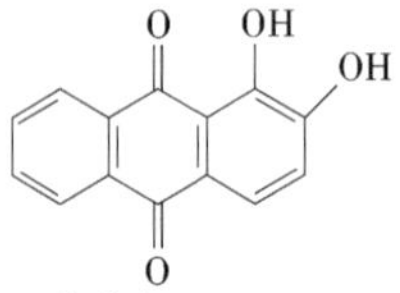

茜草素(alizarin)

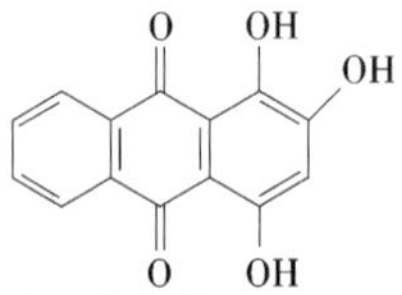

羟基茜草素(purpurin)

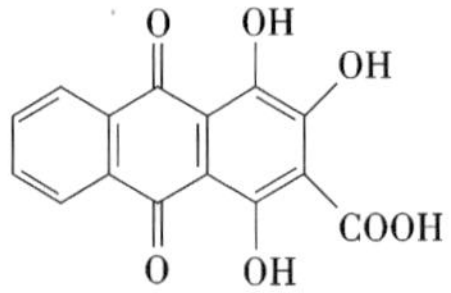

伪羟基茜草素(pseudopurpurin)

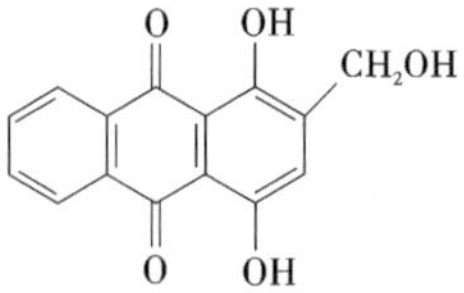

1,4-二羟基-2-羟甲基蒽醌

2. 蒽酚与蒽酮类

蒽醌在酸性条件下易被还原成蒽酚及其互变异构体蒽酮。上述氧化还原反应过程在生物体内也可能发生，故在含有蒽醌类的新鲜药材中常伴有蒽酚、蒽酮等还原产物，如存在于鼠李和药鼠李果实中的大黄素蒽酚和大黄素蒽酮。但这些成分一般仅存在于新鲜植物中，在加工贮藏过程中会逐渐氧化成蒽醌类成分，所以新鲜大黄贮藏两年以上就检查不到蒽酚、蒽酮类化合物。

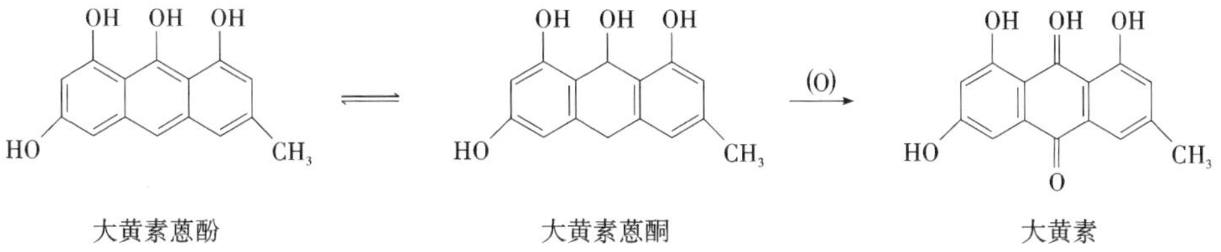

大黄素蒽酚　　　　　　　　　大黄素蒽酮　　　　　　　　　大黄素

蒽酮类衍生物能以游离苷元和结合成苷两种形式存在。蒽酮类的 meso 位与糖的端基碳形成 C—C 苷键就比较稳定，只有经过水解去糖后才易被氧化，如芦荟中的致泻成分芦荟苷。

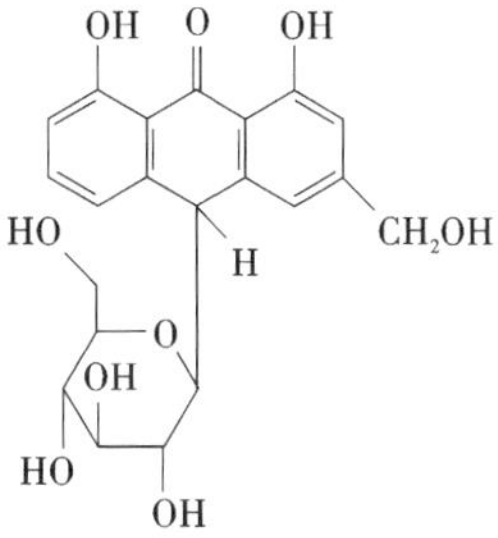

芦荟苷

3.二蒽酮与二蒽醌类衍生物

二蒽酮类可以看成是两分子蒽酮在 C_{10}—$C_{10'}$ 位或其他位脱氢而形成的化合物。这类物质多以苷的形式存在，如大黄及番泻叶中的番泻苷 A、番泻苷 B、番泻苷 C、番泻苷 D 等，番泻苷 A 的 C_{10}—$C_{10'}$ 是反式连接，番泻苷 B 的 C_{10}—$C_{10'}$ 是顺式连接，二者水解后的苷元是异构体。同理番泻苷 C 与番泻苷 D 的苷元也是一对异构体。

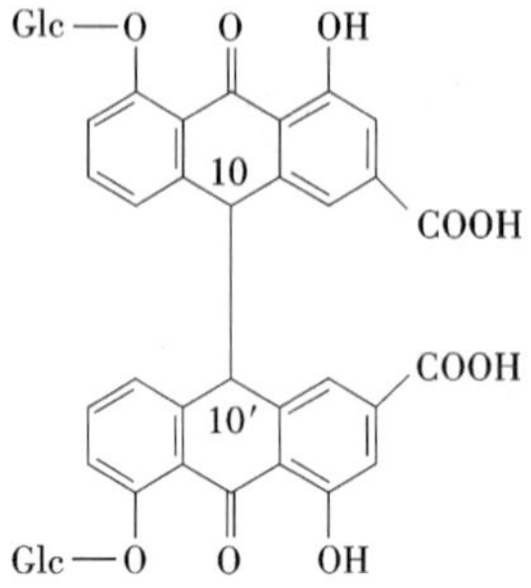

番泻苷 A

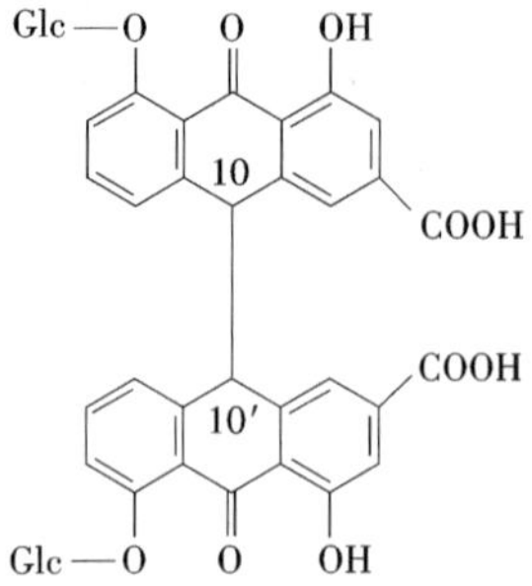

番泻苷 B

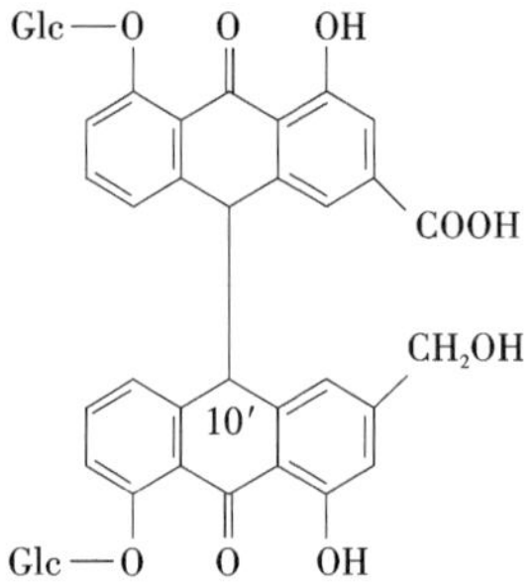

番泻苷 C

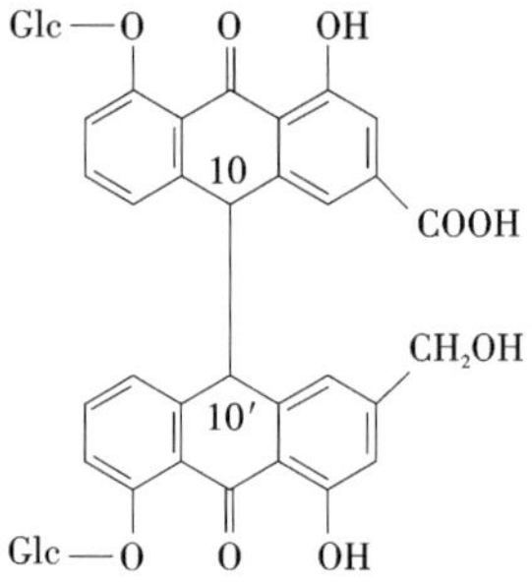

番泻苷 D

该类化合物的 C_{10}—$C_{10'}$ 键不稳定，易断裂生成蒽酮类化合物。大黄与番泻叶之所以具有致泻作用是由于番泻苷 A 在肠内可转化为大黄酸蒽酮。

二蒽酮类衍生物除了以 C_{10}—$C_{10'}$ 形式结合外，还有其他的结合形式，如金丝桃素为萘骈二蒽酮类衍生物，存在于金丝桃属贯叶连翘等植物中，具有抑制中枢神经及抗病毒的作用。

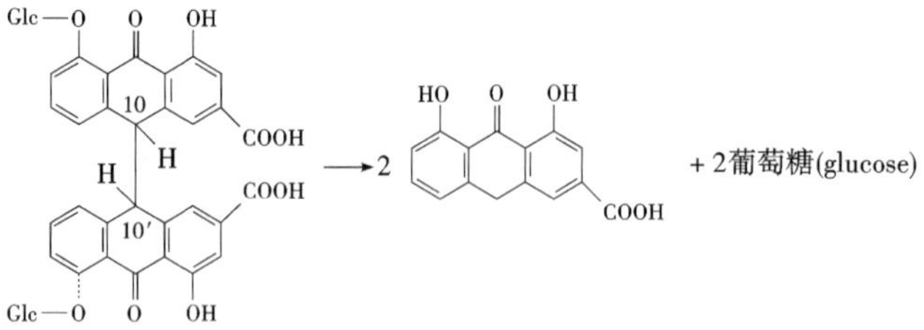

番泻苷 A　　　　　　　　大黄酸蒽酮

二蒽醌类衍生物多发现于豆科植物中,从野扁豆中分离得到4,4′-二聚大黄酚。

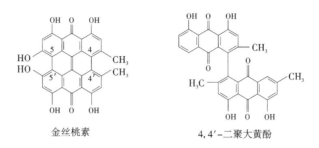

金丝桃素   4,4′-二聚大黄酚

三、醌类化合物的理化性质

(一) 物理性质

1. 性状

天然醌类化合物中大多数是有色结晶体,仅少数苯醌为黄色油状物。如果母核上没有取代基酚羟基,基本上无色;但随着酚羟基等助色团的引入则表现出一定的颜色,取代的助色团越多颜色就越深,颜色变化为由黄、橙、棕红至紫红色。苯醌、萘醌、菲醌多以游离态存在,蒽醌化合物往往以苷的形式存在。游离的蒽醌类多为结晶状,而其苷类多数难以得到完好的结晶。

游离醌类化合物一般具有升华性。小分子的苯醌及萘醌还具有挥发性,能随水蒸气蒸馏。此性质可用于这类成分的分离和纯化。

2. 溶解性

游离醌类苷元极性较小,易溶于乙醇、丙酮、乙醚、氯仿及苯等有机溶剂,几乎不溶于水。和糖结合成苷后极性显著增大,易溶于甲醇、乙醇中,在热水中也可溶解,但在冷水中溶解度降低,不溶或难溶于乙醚、氯仿及苯等有机溶剂。

(二) 化学性质

1. 酸性

醌类化合物结构中多数有酚羟基，还有一些带有羧基，所以表现出一定的酸性，在碱性水溶液中可变成盐而溶解，加酸酸化后转为游离态而从水中沉淀析出。此即常用的"碱溶酸沉法"从天然药物中提取醌类化合物的基本原理。醌类的酸性强弱与分子结构中羧基、酚羟基的数目及位置有关。

(1) 具有羧基的醌类化合物酸性较强：具有羧基的醌类及 2-羟基苯醌或位于萘醌醌核上的羟基酸性较强，后者为插烯酸结构，由于受到邻近醌式羧基的影响显示出类似羧基的酸性，可溶于 $NaHCO_3$ 溶液。

(2) 萘醌及蒽醌苯环上的 β-羟基酸性强于 α-羟基的酸性：β-羟基受羰基的电负性影响，使羟基上氧原子的电子云密度降低，故质子的解离度增高，酸性较强，可溶于碱性稍强的 Na_2CO_3 水溶液；而 α-羟基上的氢与相邻的羰基易形成分子内氢键，降低了质子的解离度，故酸性较弱，只有用 NaOH 水溶液才能溶解，如下所示。

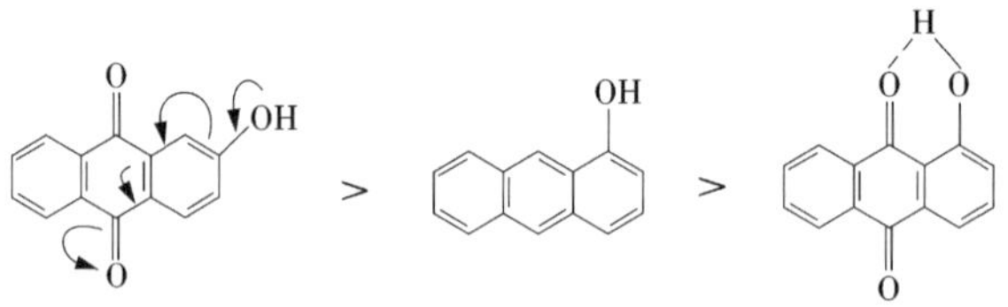

β-羟基蒽醌　　　　　α-羟基蒽　　　　　α-羟基蒽醌

(3) 酚羟基数越多则酸性越强：羟基蒽醌类的酸性一般随羟基数目的增多而增强，如 3, 6-二羟基蒽醌的酸性强于 3-羟基蒽醌。但也有例外，如 3-羟基蒽醌的酸性强于 1, 2-二羟基蒽醌，这是羟基与羰基及相邻两羟基之间形成分子内氢键的缘故。

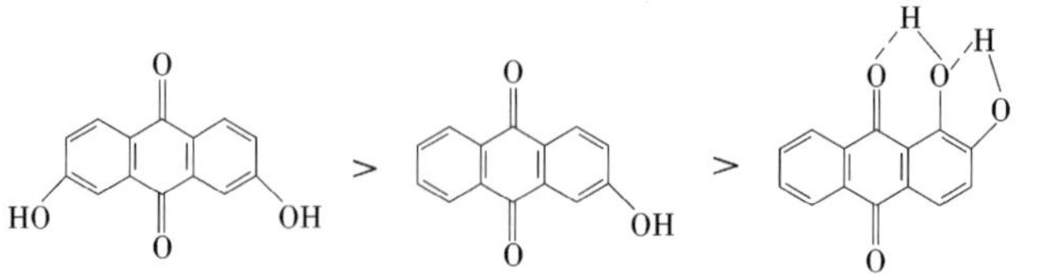

3,6-二羟基蒽醌　　　　　3-羟基蒽醌　　　　　1,2-二羟基蒽醌

　　根据蒽醌类化合物的酸性强弱不同,可用 pH 梯度萃取法分离蒽醌类化合物,即根据蒽醌酸性强弱不同,依次采用不同碱度的碱水萃取。酸性最强的—COOH 以及含有两个以上 β-OH 的蒽醌可溶于热的 5%NaHCO₃ 水溶液。羟基蒽醌类化合物的酸性强弱有如下规律:含有一个—COOH 的羟基蒽醌类化合物酸性>含有两个以上 β-OH 的>含有一个 β-OH 的>含有两个 α-OH>含有一个 α-OH 的。它们依次可溶于 5%NaHCO₃ 水溶液(含有一个—COOH 和两个以上 β-OH 的)、5% Na₂CO₃ 水溶液、1% NaOH 水溶液、5% NaOH 水溶液。

2. 碱性

　　醌类结构中的羰基氧原子有微弱的碱性,可以溶于强酸形成𬭸盐,转化成阳碳离子而发生颜色改变,大多羟基蒽醌类溶于浓硫酸时溶液为红色至红紫色。如大黄酚溶于浓硫酸时溶液呈红色,大黄素溶于浓硫酸时溶液由橙红色变为红色。

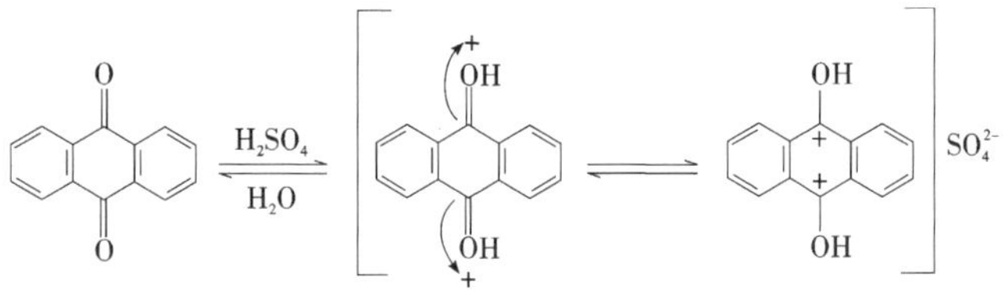

3. 显色反应

　　醌类的显色反应主要取决于其氧化还原性质以及分子中的酚羟基性质。

　　(1)菲格尔反应:菲格尔(feigl)反应是指醌类衍生物(包括苯醌、萘醌、菲醌及蒽醌)在碱性条件下经加热能迅速与醛类及邻二硝基苯反应,生成紫色化合物。醌类在反应前后实际上并没有变化,仅仅起到电子传递作用以促进反应迅速进行,通常醌类成分含量越高,反应速率也就越快。

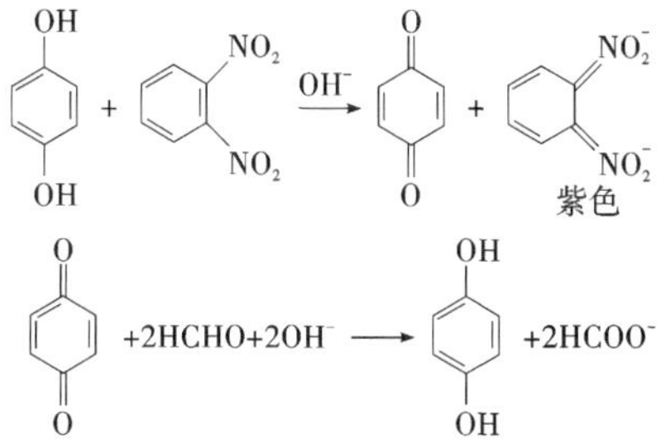

（2）碱性条件下的显色反应（bomtrager's 反应）：羟基蒽醌及其苷类遇碱液呈红色或紫红色，其反应机理如下。

α-羟基蒽醌　　　　　　　　　　　红色

β-羟基蒽醌　　　　　　　　　　　红色

酚羟基在碱性溶液中形成酚氧负离子，酚氧负离子受羰基的影响，氧原子的电子通过共轭效应，转移至羰基氧原子上，形成新的共轭体系，因而发生颜色变化。显色反应与形成共轭体系的羟基和羰基有关。因此，羟基蒽醌及具有游离酚羟基的蒽醌苷均可呈色；而蒽酚、蒽酮、二蒽酮类化合物则需经过氧化形成蒽醌后才能呈色。

（3）无色亚甲基蓝显色试验：无色亚甲蓝（leucomethylene blue）溶液用作纸色谱与薄层色谱的显色剂，是检出苯醌类与萘醌类的专用显色剂。含有苯醌及萘醌的样品显色后在白色背景上呈现出蓝色斑点，可与蒽醌类化合物相区别。

无色亚甲蓝溶液可按下法配制：取 100 mg 亚甲蓝溶于 100 mL 乙醇中，加入 1 mL 冰乙酸及 1 g 锌粉，缓缓振摇直至蓝色消失，即可备用。试样最低检出限约为 1 $\mu g/cm^2$。

（4）与活性亚甲基试剂的反应（kesting-craven 法）：苯醌及萘醌类化合物当其醌环上有未被取代的位置时，即可在氨碱性条件下与一些含亚甲基试剂（如乙酰乙酸乙酯、丙二酸酯、丙二腈等）的醇溶液反应，呈现出蓝绿色或蓝紫色。

（5）与金属离子反应：在蒽醌类化合物中，如果有 α-酚羟基或邻二酚羟基结构，则可以与 Pb^{2+}、Mg^{2+} 等金属离子形成配位化合物。蒽醌与乙酸铅生成难溶性盐沉淀，将该沉淀溶于水，再加入盐（NH_4）$_2SO_4$、Na_2SO_4 或通入 H_2S 气体脱铅，使醌类物质游离出来。该法可以用于醌类化合物的分离与精制。

羟基蒽醌类化合物能和 0.5% 乙酸镁的醇溶液反应，当蒽醌化合物有不同的结构时，可以生成橙红、紫红、蓝紫色配位化合物，可用于鉴别。呈色的条件是蒽醌的母核上至少要有一个 α-OH。如果母核上只有一个 α-OH，其配位化合物为橙色；如果每个苯环上各有一个 α-OH，并另有一个间位酚羟基时为橙红至红色；若有对二酚羟基则呈紫红至紫色；若有邻二酚羟基则呈蓝色至蓝紫色。由此可见随着酚羟基数量的增加生成的配位化合物颜色也逐渐加深。生成产物可能具有下列结构。

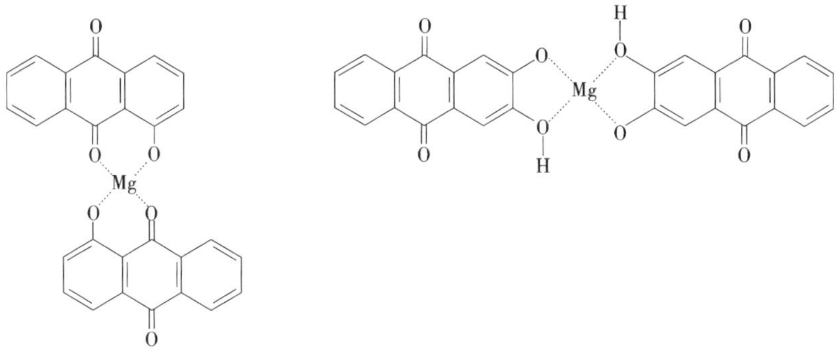

此法有助于进行羟基的定位。实验时可将羟基蒽醌衍生物的醇溶液滴在滤纸上，干燥后喷 0.5% 的乙酸镁甲醇溶液，于 90 ℃加热 5 min 即可显色。

第五章

食品免疫探索

食品免疫是近年来出现的一个免疫新概念，指的是让人们从日常的普通食品中长期、稳定地获得人体防病抗病所必需的天然免疫球蛋白和各种活性因子。

食品免疫是通过免疫食品的摄入来实现的，免疫食品是指食品中含有某种适宜的活性物质，它能够调节人体的免疫功能，从而可以增强机体对疾病的抵抗力，增强机体抗感染能力、抗肿瘤能力及维持自身生理平衡的能力。

一、营养素与免疫

(一)蛋白质与免疫

蛋白质是免疫器官和细胞发育、免疫分子合成的必需物质，因此免疫系统对其的缺乏极为敏感，食物蛋白质的类型和必需氨基酸模式直接影响细胞免疫和体液免疫。当蛋白质和氨基酸营养状况改善后，免疫功能可逐渐恢复。但研究发现胸腺结构和功能损伤恢复极为缓慢，或基本不可逆，淋巴结和脾脏等外周免疫器官损伤易恢复。

(二)碳水化合物与免疫

碳水化合物种类繁多，而且营养和生理功效差异也较大。为机体提供能量的主要是食物中含量丰富的淀粉系糖和蔗糖，其可在人体小肠内被消化吸收，以提供能量和构建机体分子和细胞的碳。其他可利用的单双糖和糖醇通常在肝脏转化为葡萄糖六磷酸后进入葡萄糖代谢途径。而非淀粉低聚糖和多糖多数在小肠内不消化吸收，进入大肠促进益生菌增殖而抑制腐败菌生长，从而改善肠道微生态和促进机体免疫。

功能性多糖对免疫系统的作用可归结为以下几点。

（1）促进细胞免疫，显著促进 T 细胞的成熟、增殖和向血管外组织的渗出。

（2）促进细胞因子的产生和分泌，能对细胞免疫功能发挥双向调节作用。

（3）调节和促进体液免疫，有剂量依赖性双向调节作用。

（4）激活和调节补体活性。

（5）促进单核巨噬细胞（Mp）的吞噬。

（6）多糖类物质可通过影响淋巴因子、单核因子分泌及细胞内钙离子、cGMP 和 cAMP 浓度等，而对免疫系统内信号转导产生影响。

（三）脂肪与免疫

脂肪和脂肪酸是构建生物膜的主要材料，维持和调节上皮组织、内皮细胞、免疫细胞活性和功能。一些脂肪酸是重要生理活性物质的前体，如前列腺素、白三烯，磷脂可形成第二信使（磷脂酰肌醇）等；一些脂肪酸具有特殊的临床药效，譬如降血脂、软化血管，从而预防心脑血管病、外周血管病等。

1. 免疫促进和增强作用

多不饱和脂肪酸（polyunsaturated fatty acid，PUFA）的正常或稍高剂量摄入主要在以下几个方面影响免疫系统：①促进体液免疫应答和抗体的产生；②增强淋巴细胞的增殖和分化，使体内淋巴细胞的数量和 Th 细胞/Ts 细胞的比率升高，这意味着增强机体免疫；③提高细胞毒作用，即免疫细胞杀伤靶细胞的作用；④促进细胞因子的产生，发挥免疫调节作用。

2. PUFA 的缺乏和过剩

PUFA 虽然对机体重要，但研究和实践发现过多地摄入或添加到食物中，也会损害机体免疫力和健康。一些研究显示膳食脂肪与肿瘤的发生有关，给啮齿类动物喂饲高浓度 PUFA，其肿瘤发生率升高。

3.脂肪酸影响免疫反应的机制

经常摄入一定量的不饱和脂肪酸(unsaturated fatty acid，UFA)对维持正常免疫功能是必要的，必需脂肪酸缺乏可导致淋巴器官萎缩，血清抗体降低。PUFA 对免疫反应的影响可能涉及复杂的生理、生化机制，目前认同的机制有以下 3 个方面：改变淋巴细胞膜流动性；影响前列腺素和白三烯；影响磷脂酰肌醇的合成。

(四)维生素与免疫

维生素缺乏可使机体的免疫功能降低，防御能力减弱，降低对感染性疾病的抵抗力。补充维生素能显著恢复和提高机体的免疫机能，增强抗感染能力。各种维生素对免疫均有各自的影响和作用，下面介绍研究较多、与免疫关系较为直接的几种维生素。

1.维生素 A

维生素 A 是指所有具有视黄醇生物活性的化合物。有两大类物质可以提供视黄醇生物活性：一类是视黄醇及其代谢产物，以及具有相似结构的合成类似物，称为类视黄醇物质，也称为预先形成的维生素 A，主要膳食来源为动物性食物中含有的视黄醇和视黄酰酯；另一类是维生素 A 原类胡萝卜素，是指来自植物性食物的在体内可以转化生成视黄醇的类胡萝卜素，它们是膳食视黄醇的前体物质，主要包括 β-胡萝卜素、α-胡萝卜素和 β-隐黄质。

维生素 A 对体液免疫和细胞介导的免疫应答都有重要辅助作用，能提高机体抗感染和抗肿瘤能力。维生素 A 缺乏时对特异和非特异性免疫均产生显著影响，动物的胸腺皮质萎缩，脾脏生发中心减少，胸腺和脾脏淋巴细胞明显耗竭，外周血 T 细胞减少，细胞体外增殖能力降低。及时补充维生素 A 可使免疫得到恢复。

维生素 A 对免疫系统的作用可归结为以下几点。

(1)维生素 A 保护和维持上皮细胞的正常分化、功能和完整性。

(2)促进细胞免疫。

(3)促进体液免疫。

(4)促进免疫相关细胞因子分泌。

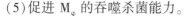

（5）促进 $M_φ$ 的吞噬杀菌能力。

维生素 A 和 β-胡萝卜素等最明确和突出的功能之一是保护和维持生物膜的正常功能，免疫细胞的激活和其他功能几乎都与细胞膜密切相关，但目前认为维生素 A 及其衍生物还从其他多个方面影响免疫系统的功能：①维生素 A 影响糖蛋白合成，视黄醛磷酸糖可能参与糖基的转移，而 T 细胞、B 细胞表面有一层糖蛋白外衣，他们能结合有丝分裂原，决定淋巴细胞在体内的分布；②维生素 A 影响基因表达，细胞核是维生素 A 作用的靶器官，维生素 A 供给不足导致核酸及蛋白质合成减少，使细胞分裂、分化和免疫球蛋白合成受抑；③维生素 A 缺乏，IL-2、IFN 减少，Th 细胞、抗原处理及抗原提呈细胞减少，B 细胞功能受抑；④维生素 A 影响淋巴细胞膜通透性。

2. 维生素 B_6

维生素 B_6 缺乏对免疫系统所产生的影响比其他 B 族维生素缺乏时的影响更为严重，对免疫器官和免疫功能都有影响，影响如下。

（1）促进中枢和外周免疫器官的发育及维持其正常结构和功能。

（2）参与免疫球蛋白等免疫分子的合成。

（3）促进和维持细胞免疫。

总之，维生素 B_6 对细胞和体液免疫存在决定性的影响。其最根本的机制在于维生素 B_6 缺乏会阻碍 DNA 和蛋白质的合成，阻碍细胞分裂。

3. 维生素 C

维生素 C 是细胞内生物氧化还原反应的电子供体，即还原剂，是体内天然的抗氧化剂，其体内含量的高低直接影响机体生物膜结构。维生素 C 参与和组织胶原的合成并维持其完整，对维护血管上皮细胞的完整也发挥作用；维生素 C 缺乏时血管变脆、微血管易破裂出血，创伤难以恢复。维生素 C 也是免疫系统所必需的维生素。维生素 C 在机体免疫方面具体有以下作用、表现及机制。

（1）抗氧化和消除超氧化自由基，减少自由基、过氧化物对免疫细胞及其他组织的损害。

（2）提高非特异性和特异性细胞免疫。

（3）促进体液免疫。

（4）促进补体及一些细胞因子等体液免疫因素的激活和作用的发挥。

（5）维生素 C 参与组织胶原的合成，维护上皮组织结构的完整，维护免疫屏障。

4. 维生素 D

维生素 D 与免疫关系密切，一个证据是对成骨细胞和破骨细胞功能的调节作用，破骨细胞在免疫学上就是一种巨噬细胞，破骨细胞在维生素 D 及其他内分泌因素调节下控制骨钙和血钙平衡。近年来维生素 D 与免疫功能的关系日益得到重视。维生素 D 缺乏不仅会导致小儿佝偻病，还往往伴随着免疫功能降低，患儿呼吸道易反复发生感染。过去认为这是由于维生素 D 缺乏导致钙、磷代谢紊乱，使得巨噬细胞的吞噬、血小板的激活、淋巴细胞表面大分子的活动和酶的反应以及肥大细胞中组胺的释放等过程发生异常变化所致。进一步的研究表明，维生素 D 缺乏导致的免疫功能下降和呼吸道、消化道容易感染比维生素 D 缺乏性佝偻病发生得更早，而且后果更严重。

5. 维生素 E

维生素 E 对正常免疫作用很重要，其抗氧化活性是其保护并维持生物膜完整性和功能性，发挥免疫促进作用和自身细胞保护作用的一个主要基础。维生素 E 可改善免疫状况和提高抗感染能力，调节免疫细胞的信号转导和基因表达。维生素 E 具有抗氧化作用，能抑制免疫损伤，维持机体免疫功能正常；而维生素 E 缺乏会增加机体免疫细胞氧化性，引起细胞及体液免疫功能下降，从而导致机体抵抗力下降，对病原微生物的易感性增加。

现在普遍认为，维生素 E 对免疫的作用一方面是通过降低前列腺素的合成，另一方面是通过抗氧化，减少自由基的形成而实现的。维生素 E 对人和动物的免疫的作用具体表现在以下方面。

（1）促进免疫器官的发育。

（2）增强 T 细胞介导的细胞免疫。

（3）维生素 E 促进中性粒细胞及其他单核巨噬细胞的功能，如促进肺脏尘细胞、腹腔巨噬细胞的功能，进而影响吞噬细胞的吞噬、杀菌能力。

（4）促进体液免疫，促进抗体的分泌和抗原-抗体反应。

（5）促进某些细胞因子的分泌。

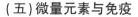

（五）微量元素与免疫

微量元素在体内以形成金属蛋白和辅酶的形式发挥作用，在细胞新陈代谢和分裂繁殖中不可或缺。在免疫应答过程中微量元素也有重要的作用，如缺乏铁、锌、锰、铜和硒等都会使免疫功能下降。

另外，微量元素之间，以及微量元素与维生素和其他营养素之间有着密切的相互作用，形成功能互补或关联的生理网络，任何一方的缺乏或不均衡摄取都影响机体生理和免疫功能。

1. 铁与免疫

铁与免疫关系的研究已有半个多世纪，对免疫的作用具体表现在以下几个方面。

（1）维持免疫器官结构和功能。

（2）维持细胞免疫。

（3）铁对体液免疫的影响。

应当注意的是，细菌感染的缺铁患者补铁时有加重病情的风险，因为补充的铁可能大量地被感染的病原体摄取，从而刺激它们生长，进而造成患者病危和死亡。有疟疾、血液感染细菌的贫血患者补铁后病情加重和发生败血症死亡的实例。

慢性铁过多也能损伤机体的免疫应答，血清铁过高的患者细胞毒性使 Tc 细胞活性受损，Ts 细胞活性增高，而 Th 细胞功能降低。

2. 锌与免疫

锌（Zn）在免疫方面的作用在微量元素中研究最多。锌缺乏，对免疫系统的影响十分迅速且明显。包括对免疫器官、细胞免疫、体液免疫及免疫网络的相互作用均有影响，具体影响如下。

（1）维持胸腺及免疫屏障的结构和功能。

（2）维持正常的细胞免疫功能。

（3）维持体液免疫和抗体的分泌。

与铁过量相同，锌过量亦可损害免疫功能，也可导致 T 淋巴细胞和吞噬细胞功能下降，使淋巴细胞对 PHA 诱导的增殖反应降低，影响中性粒细胞及巨噬细胞活力,抑制其趋化活性、吞噬功能及细胞的杀伤活力。

3.硒与免疫

硒具有明显的抗肿瘤作用和免疫增强作用。适当强化硒的摄入能增强抗体分泌和对抗原的应答反应,促进淋巴细胞的增殖,增强移植排斥反应,提高NK细胞对肿瘤的杀伤力。许多啮齿类动物的实验已证明,增加硒的摄入量能预防实验动物癌症的发生。

研究发现,硒可选择性调节某些淋巴细胞亚群产生、诱导免疫活性细胞合成和分泌细胞因子。硒能维持或提高血中免疫球蛋白水平,增强实验动物对疫苗或其他各种抗原产生抗体的能力,促进 M_φ 对 M_φ 活化因子(MAF)的反应性,协同 MAF 激活 M 的抗肿瘤活性;另外还可通过改变 NK 细胞膜和靶细胞上某些表面结构成分,从而促进受体表达,扩大 NK 细胞的杀伤效应。

硒免疫调节作用的机制可能在于其影响谷胱甘肽过氧化物酶活性、细胞内还原型谷胱甘肽(GSH)和硒化氢(H2Se)活性,进而通过影响细胞表面二硫键的平衡来调节免疫应答反应。维持细胞内一定水平的硒对保护机体健康、增强机体抗病能力均具有重要意义。

4.铜与免疫

铜具有维持正常造血,维护神经系统完整性,促进骨骼、血管和皮肤健康,抗氧化等生理作用。

铜缺乏可能通过影响免疫活性细胞的铜依赖性酶而引起其免疫抑制,譬如超氧化物歧化酶(superoxide dismutase, SOD)在吞噬细胞杀伤病原性微生物过程中也起重要作用,SOD 可消除堆积的毒性超氧化自由基,从而减少自由基对生物膜的损伤。细胞色素氧化酶是线粒体传递链的末端氧化酶,此酶的催化活性下降,使免疫活性细胞的氧化磷酸化作用受到抑制,这直接影响免疫活性细胞的免疫力。

二、食物活性成分与免疫

食物的化学成分极为复杂,除了前文介绍的几种常见营养素,还有一些特殊的功效成分,同样影响机体免疫。

(一)核苷酸与免疫

核苷酸可以利用体内的氮源和碳源从头合成,或使食物核苷酸在消化道被彻底分解后吸收。因此人们一直认为没有必要在饮食中补充核苷酸。1994 年有人阐明了尽管体内可合成核苷酸,但摄入核苷酸对生命早期的生长发育、免疫系统、其他营养素利用等不可或缺,并称之为半必需营养素(semi-essential nutrient)和条件必需营养素(conditional essential nutrient)。这个提法在营养学界似乎尚未得到广泛的认同。有些研究证据显示,食物或特别补充的核苷酸在肠道被吸收并在肝脏开始被利用,而且对免疫细胞特别是淋巴细胞的正常成熟极其重要。

(二)功能性低聚糖、多糖与免疫

功能性低聚糖和多糖的化学分类属于碳水化合物,但因其营养生理功能独特,且并非日常食品所富有,因此常被视为食物特殊成分,或被视为新型食物保健添加剂。

很多研究表明,存在于香菇、金针菇、猴头菇等食品或药用真菌中的某些多糖成分,具有活化巨噬细胞刺激其产生抗体的作用,从而提高人体免疫力。

(三)植物化学成分与免疫

1. 类胡萝卜素与免疫

类胡萝卜素具有很强的抗氧化作用。此外有些类胡萝卜素有显著的抗衰老和预防癌症及肿瘤的作用。β-胡萝卜素是这类化合物的一个主要成员,维生素 A 含量最高。

另外研究较多的还有番茄红素、叶黄素等。叶黄素类是类胡萝卜素中的一大类,是一种菇类化合物,广泛存在于植物中。近十年来,叶黄素的免疫调节作用越来越得到人们的重视,对体液免疫和细胞免疫均有显著的促进作用。

2. 多酚与免疫

多酚是植物中广泛存在的多聚苯酚类物质统称,种类繁多。目前研究和开发最多的是黄酮类化合物,也称类黄酮。

黄酮类有抗氧化、清除自由基、抗肿瘤、防治心血管疾病、抗突变等生物作用。最近的研究也证实，一些黄酮类化合物，譬如葛根素具有显著的免疫增强功效，服用葛根素可显著增加肠道黏膜分泌型免疫球蛋白(SIgA)的水平。黄酮类化合物还可通过抗氧化，抑制组胺、5-羟色胺、前列腺素、白三烯等炎症因子而发挥免疫调节、消除炎症的作用。原花青素可抑制嗜碱性粒细胞、肥大细胞的脱颗粒，从而可有效地改善皮肤、呼吸道和胃肠道过敏反应。

3. 大蒜素与免疫

大蒜素有抗氧化、延缓衰老、抗肿瘤和癌症，以及免疫增强和抗艾滋病作用。

大蒜素能提高细胞免疫、体液免疫和非特异性免疫功能。试验中大蒜素能恢复免疫低下小鼠的淋巴细胞转化率、提高血清特异性抗体滴度、提高碳廓清指数，对抗环磷酰胺所导致的胸腺、脾脏萎缩。大蒜素的免疫增强作用可能与抗氧化、恢复免疫细胞活力有关，也可能与其他机制有关。

4. 皂苷类与免疫

皂苷类是豆科及其他一些植物中的低聚糖和菇烯类聚合物。食物皂苷类化合物中研究最多的是大豆皂苷。皂苷的生理活性较高，而且有剂量效应，单次摄入过多会引起中毒，而低剂量摄入则有很多保健功效。

研究证明，大豆皂苷可显著增强 T 细胞的功能，促进 IL-2 的分泌、促进 T 细胞分泌淋巴因子，促进 B 细胞转化和抗体的分泌。此外，大豆皂苷的抗氧化、抗肿瘤和癌症、抗病毒等作用均有充分的研究证据。

(四)益生菌与免疫

益生菌及良好的肠道微生态与健康和长寿关系密切，其促进健康和抗衰老的机制是多方面的。其中一个机制就是刺激和提高机体免疫力，即所谓免疫赋活。益生菌免疫赋活的机制也同样是多方面的，一些学者认为最主要的机制是免疫佐剂机制。益生菌通过在肠道局部和进入体内的途径，利用自身的菌体(抗原、LPS)、产物(如多糖、糖蛋白)经常或长期刺激免疫系统，使免疫系统始终保持戒备和反应性。益生菌的免疫增强还应与其生产的各种营养物质有关，如多糖、蛋白质、氨基酸、脂肪酸、维生素、有机酸等；另外大肠内益生菌的增

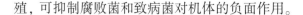

殖,可抑制腐败菌和致病菌对机体的负面作用。

(五)牛初乳与免疫

牛初乳是指奶牛产犊后3~5天内分泌的黄色黏稠乳汁,其化学组成与常乳有很大的差异。从生物进化的角度来看,初乳是机体免疫协调的产物之一,是新生婴幼儿及仔畜最理想的食品,也是优良的纯天然保健食品。新生婴儿、新生仔畜(如仔猪、羔羊、犊牛等)摄食其"母亲"第一次和前几次分泌的乳汁可促进其健康发育,这早已被人们所知。而缺乏母乳喂养的婴儿(尤其是6个月龄以内的)腹泻率、病死率都比母乳喂养的婴儿高。通过初乳可实现母源性免疫物质向幼崽的传递,保护新生儿免受病原微生物的侵袭,同时促进新生儿自身免疫系统的发育。

第二节　疾病与免疫预防

一、食源性细菌感染与免疫预防

食源性疾病是指通过摄食而进入人体的有毒有害物质(包括生物性病原体)等致病因子所造成的疾病。一般可分为感染性和中毒性疾病,包括常见的食物中毒、肠道传染病、人畜共患传染病、寄生虫病以及化学性有毒有害物质所引起的疾病。

(一)食源性沙门菌感染与免疫预防

沙门菌属肠杆菌科,根据抗原类型,可以分为甲、乙、丙、丁、戊等基本菌组。其中与人体疾病有关的主要有甲组的副伤寒甲杆菌、乙组的副伤寒乙杆菌和鼠伤寒杆菌、丙组的副伤寒丙杆菌和猪霍乱杆菌、丁组的伤寒杆菌和肠炎杆菌等。除伤寒杆菌、副伤寒甲杆菌和副伤寒乙杆菌能引起人类发病外,大多数病菌仅能引起家畜、鼠类和禽类等动物发病,但有时其也可通过污染人类的食物而引起食物中毒。

1. 流行特点

沙门菌污染食品通常有两种途径：一是内源性污染，即被屠宰畜禽生前肠道内带菌，当其机体抵抗力降低时，细菌进入血液、内脏或肌肉中；二是外源性污染，即在屠宰、加工、运输、储藏中受环境污染。

2. 抗原特性

沙门菌抗原一般可分为菌体抗原、鞭毛抗原、多糖毒力抗原（Vi 抗原）3 种。

（1）菌体抗原：菌体抗原存在于菌体表面，其化学成分为类脂-多糖-多肽复合物，其中多糖决定着菌体抗原的特异性。脂多糖的结构对沙门菌的抗原性具有重要意义，外脂多糖链的重复糖单位的性质与菌体抗原的特异性有关，具有完全重复糖单位链的菌体为光滑型菌落，而不具备完全重复糖单位链的菌体则为粗糙型菌落，后者毒性较小或无毒性。菌体细胞壁的内毒素成分在致病性上具有重要作用。内毒素可引起发热，活化血清补体、激肽及凝集系统，抑制心功能，改变淋巴细胞功能，进入循环可引起败血性休克。

（2）鞭毛抗原：鞭毛抗原存在于菌的鞭毛中，其化学成分为蛋白质。具有鞭毛的沙门菌经甲醛固定后，其菌体抗原全部被遮盖，就不再能与菌体抗体发生凝集反应。沙门菌鞭毛抗原有两相：第一相具有较高的特异性，仅为少数沙门菌所独有，称为特异相，用小写英文字母 a、b、c、d 等表示；第二相特异性较低，为几种沙门菌所共有，亦称非特异相，用阿拉伯数字 1、2、3 等表示，但也有少数细菌例外，其含有第一相鞭毛抗原中的 e、n、x 等抗原成分。

凡具有两相抗原的称为双相菌，大多数沙门菌属于此类。只含有一相抗原的称为单相菌。有极少数无鞭毛菌，两相鞭毛抗原都没有，称为无相菌，如鸡白痢沙门菌。

（3）Vi 抗原：因其与毒力有关而被命名为 Vi 抗原，由聚-N-乙酰-D-半乳糖胺糖醛酸组成。少数沙门菌，如伤寒沙门菌、丙型副伤寒沙门菌，当从新鲜材料中分离时，常具有 Vi 抗原，经 60 ℃加热或用石炭酸处理，或者经多次传代培养后易消失。Vi 抗原可阻止菌体抗原与相应的抗体结合，当 Vi 抗原消失后，可出现菌体抗原的凝集反应。

3.临床表现

引起人类食物中毒的有鼠伤寒沙门菌、猪霍乱沙门菌、肠炎沙门菌、纽波特沙门菌等。这些菌所引起疾病的特征：①主要为胃肠炎；②感染部位主要在肠道，很少侵入血液；③潜伏期很短，很少超过 48 h；④病程短，症状轻，预后良好。

食物中毒性沙门菌病的潜伏期与感染的菌剂量直接相关，一般在摄入食物 6~48 h 后发病，症状有恶心、呕吐、腹泻和腹痛，多数表现有腹部痉挛。

4.免疫学检测

已建立的食品源沙门菌免疫学检测方法有多种，大致可分为以酶标抗体、荧光抗体、同位素标记抗体为基础的方法，还有乳胶凝集、免疫传感器、免疫扩散及免疫色谱技术等。

沙门菌与其他肠道菌株间存在较为广泛的交叉或共同抗原，故所进行的抗原抗体反应出现假阳性结果很难避免。所以，对沙门菌的免疫学检测方法虽然较快，但主要用于初筛试验，阳性结果的确认还需要进一步检查。

食品中沙门菌的含量通常情况下都非常低，而免疫学检测最低要求为 100 个菌体/mL 以上，食品的冷冻也会造成细菌数量的进一步降低。因此，要保证免疫学检测的准确性，在检测前必须对食物样品进行增菌。增菌过程包括前增菌、选择性增菌和后增菌。

（1）乳胶凝集试验：乳胶凝集试验是将沙门菌多价血清致敏乳胶制成乳胶抗体进行沙门菌乳胶凝集试验检测，原理是将特异性的抗体包被在乳胶颗粒上，通过抗体与相应的细菌抗原结合，产生肉眼可见的凝集反应。通常此法需获得细菌纯培养物，再将培养物与致敏乳胶进行反应。乳胶凝集试验检测沙门菌具有快速、简便、不需要特殊仪器设备、特异性强等优点，且可在基层现场进行大批量样品的检测。

（2）自动酶联荧光免疫检测：鉴别沙门菌的抗原是基于在 VIDAS 仪器内进行的酶联荧光免疫分析。吸液管的装置是固相容器，在分析中既作为固相又作为吸液器。固相容器包被有高特异性的单克隆抗体混合物。在一定量的增菌肉汤中加入试剂条，肉汤中的混合物在特定时间内循环于固相容器内外。如果有沙门菌抗原存在则混合物与包被在固相容器内的单克隆抗体结合，其他没有结合上的混合物将被冲洗掉。结合有碱性磷酸酶的抗体在固相容器内外循环并与结合在固相容器内壁上的沙门菌抗原结合，最后的冲洗步骤是将没有结合的结合剂冲洗掉。底物-4-甲基伞形酮磷酸酯被固相容器壁上的酶转换成荧光产物-4-甲基伞形酮。荧光强度由光学扫描器测定。实验结果由计算机自动分析，基于荧光测试的实验值与标准相比较后，产生每个被测样品的阳性或阴性结果报告。此法是48 h内检测致病菌的新手段。

5. 免疫预防控制措施

免疫预防控制措施包括以下几点：①食用新鲜、卫生、经彻底清洁的生食品；②严控生产、加工、运输、储存各环节卫生质量，防止交叉污染。

(二)致病性大肠杆菌感染与免疫预防

大肠杆菌O157：H7血清型又称肠出血性大肠杆菌，自1982年在美国发现以来，许多国家都有报道。大肠杆菌O157：H7引起肠出血性腹泻，2%～7%的患者会发展成溶血性尿毒综合征，儿童与老人最容易出现后一种情况。致病性大肠杆菌通过污染饮水、食品、娱乐水体引起疾病暴发流行，病情严重者，可危及生命。

1. 流行特点

致病性大肠杆菌O157：H7的食源性暴发事件涉及的食品有牛肉、蔬菜、奶、苹果汁、猪肉等。该菌具有较强的耐酸性、对热较敏感、感染剂量较低和普遍存在等特点。大肠杆菌O157可在水、牛粪中生存数周，用受污染的水灌溉及洗涤水果蔬菜是导致患病的原因之一。

2. 抗原特性

大肠杆菌抗原构造复杂，主要由菌体抗原、鞭毛抗原和包膜抗原三部分组成，具体特征如下。

(1)菌体抗原为细胞壁上的糖、类脂、蛋白质复合物。

(2)大肠杆菌有50多种鞭毛抗原，大部分是单相的。

(3)K抗原为细胞外面的荚膜物质，又称荚膜抗原。

根据菌体抗原可区分大肠杆菌血清群，然后再根据K抗原和鞭毛抗原进一步区分血清型。

3.临床表现

临床感染表现最常见的是胃肠道症状，腹泻或急性肠炎，严重者出现出血性结肠炎或出血性腹泻，伴有恶心、呕吐，腹痛；有些病例继续发展为急性尿路感染和尿路脓毒症，也可引起新生儿脑膜炎和败血症。溶血性尿毒综合征，可引起40%患者肾衰竭，病死率为3%~5%，增强免疫是目前控制该病发生的良好选择。

4.免疫学检测

利用抗体检测大肠杆菌O157的方法有免疫印迹法、抗体捕获法或毒素受体介导的EIA。大肠杆菌O157菌体的免疫学检测有两个检测抗原的方法，一是免疫荧光法，另一是EIA，EIA的优点是可区分产毒株和非产毒株。

对不能从粪便中检出O157的重症患者，血清学诊断有时非常有用，用细胞培养法测定毒素中的抗体和LPS抗原特异性抗体，对诊断产志贺毒素大肠杆菌感染具有重要意义。血清学方法检测O157、LPS的方法有ELISA、免疫印迹法和间接血凝法；Westem Blot法用以检测LPS抗体、肠溶血素抗体、鞭毛抗体、外膜抗体和分泌蛋白抗体；间接/被动血凝试验检测LPS抗体。

大肠杆菌O157病原体胶体金快速检测的原理是采用胶体金免疫层板双抗体夹心法，检测标本中大肠杆菌O157抗原。以胶体金作为标记物，交联抗大肠杆菌O157单克隆抗体，与样品中的大肠杆菌O157结合，形成双抗体夹心"一步法"，可呈现出目测可见的红色条带，色带显色程度与抗原含量成正比。该方法的特点是灵敏度高，特异性强，操作简便、快速，易于判断。

5.免疫预防控制措施

免疫预防控制措施包括以下几点：①控制食品中的大肠杆菌的繁殖，如低温储存食物是控制大肠杆菌的有效措施；②可采用加热的方法彻底杀灭大肠杆菌。

(三)金黄色葡萄球菌感染与免疫预防

金黄色葡萄球菌在自然界分布广泛，土壤、空气、水及各种物品器具上，特别是人和家畜的鼻、喉、皮肤和手都是重要的带菌部位。金黄色葡萄球菌是人类的一种重要病原菌，可引起多种严重感染。

1. 流行特点

金黄色葡萄球菌可通过以下途径污染食品：食品加工人员、炊事员或销售人员带菌，造成食品污染；食品在加工前本身带菌，或在加工过程中受到了污染，产生了肠毒素，引起食物中毒；熟食制品包装未密封，导致在运输过程中受到污染；奶牛患化脓性乳腺炎或禽畜局部化脓时也可使产品受到污染。

2. 抗原特性

金黄色葡萄球菌菌体经水解后，经沉淀法分析，其含有蛋白质抗原和多糖类抗原。蛋白质抗原为完全抗原，有种属特异性，无型别特异性。在电镜下可见蛋白质抗原存在于金黄色葡萄球菌的表面，即表面蛋白葡萄球菌 A 蛋白。多糖类抗原为半抗原，具有型别特异性。可利用此抗原对葡萄球菌进行分型。根据金黄色葡萄球菌的抗原构造目前可分成 9 个型。

金黄色葡萄球菌所产生的毒素均具有抗原性，且是超抗原。

3. 临床表现

金黄色葡萄球菌食物中毒是急性的，发病突然，来势凶猛。通常在进食有毒素的食品 1~4 h 发病，主要呈现急性胃肠炎症状，即剧烈地反复呕吐、恶心、急性腹痛、腹泻，严重者呕吐物和粪便内有血和脓液。症状通常在急性阶段就很快得到缓解（2~5 h），但腹泻症状会持续 1~2 d，患者体温通常不高。

4. 免疫学检测

免疫学方法包括沉淀反应、颗粒吸附试验、固相放射免疫试验、酶联免疫吸附试验和免疫印迹法等，特点是快速、灵敏、特异性强，且可同时进行大量标本筛选。有的方法还容易自动化，有逐步代替生物学方法的趋势。20 世纪 80 年代发展的固相吸附血凝法具有酶联和间接血凝法的优点，已用于检测葡萄球菌、肉毒梭菌等。RIA 用于测定食品及培养物上清液葡萄球菌肠毒素，优点是灵敏、特异性强、可自动化；缺点是需要特殊放射性核素和仪器设备，成本高。ELISA 法在 1977 年就用于检测葡萄球菌肠毒素，至今仍是使用较广泛的方法，其可用于定性定量检测，灵敏度高达 1~10 ng/mL，特异性好，一次可检测大量标本，能自动化；缺点是酶底物往往有致癌性。免疫印迹法实验快速、观察方便，所需样品少，可检查单个菌落的产毒特性，技术易于推广，该方法目前已被用于检测葡萄球菌各型肠毒素、肉毒毒素等。

5. 免疫预防控制措施

免疫预防控制措施包括以下几点：①避免人对食品的污染，要定期对食品加工人员和饮食行业人员进行健康检查；②对患乳房炎的牛产的奶要严加检测；③对各种易腐食品要注意其保藏条件，应在 5 ℃以下，保藏时间不超过 4 h，对剩饭要妥善处理。

(四) 结核分枝杆菌感染与免疫预防

牛结核病已被国际兽医局列为 B 类动物疫病，是由牛分枝杆菌和结核分枝杆菌所引起的一种慢性消耗性传染病。牛患结核病后，主要表现为乳房炎和结核性胸膜炎等，造成牛奶及相关食品的数量和品质下降。同时牛结核病还能够传染给人，使人畜共患病。

1. 流行特点

人的结核病病原菌，通常是通过患者的痰、排泄物或患者打喷嚏的飞沫，经呼吸道传播；还可通过动物性食品媒介传播，特别是食用病牛乳后经消化道感染，病畜肉对人也有一定威胁。牛易感结核，尤其是奶牛；猪和家禽也常发生结核病。

2. 抗原特性

分枝杆菌菌体细胞的结构十分复杂，含有许多大分子蛋白质、糖类和脂类。结核菌素皮内试验是牛结核病诊断的金标准，但不足之处在于，对因感染其他分枝杆菌而致敏的动物没有特异性；且在诊断因病情严重而导致免疫反应低下的动物时易出现假阴性。

Seisest 从结核杆菌培养滤液中精制出蛋白质 A、蛋白质 B、蛋白质 C 以及 PPD、PPDS，证明结核菌素是蛋白质成分。

3. 临床表现

人感染结核后，主要表现为全身不适，疲乏，胸部和肩胛区疼痛，喉头发痒，咳嗽，严重者出现呼吸困难，嘴唇发绀。

牛感染结核后，病初症状不明显，日久症状逐渐显露。由于患病器官不同，症状也不一致。较常见的为肺结核，肺外结核很少。乳房结核后，乳量减少或停乳，乳汁稀薄，有时混有脓块，乳房淋巴结硬肿，但无热痛。

4. 免疫学检测

(1)皮内变态反应试验：迄今为止，尚无一种临床的和实验室的诊断方法比提纯 PPD 皮内试验能更有效地检出牛结核病。该方法在牛结核病的诊断和防治过程中起到了重要的作用，美国和欧盟的许多国家利用该方法控制和消灭了牛结核病。该方法的欠缺之处在于干扰结核病检疫的因素很多，既有物理性的，也有化学性的，但更多的是非典型分枝杆菌的干扰，因为各分枝杆菌均可表现出相互交叉的变态反应，常造成非特异性反应的发生。

(2)γ-干扰素诊断法：牛 IFN-γ 测定法已在许多国家(澳大利亚、爱尔兰、新西兰、美国等)完成了田间试验，证明该方法的敏感性为 77%~93.6%，高于结核菌素试验的敏感性(65.6%~84.4%)。IFN-γ 测定法不仅消除了结核菌素试验结果解释的主观性，而且缩短了试验的时间。

(3)酶联免疫吸附试验：在结核杆菌血清学试验中，ELISA 作为 IT(传统结核杆菌试验)的补充试验对鉴别 IT 阴性和假阴性具有重要作用。在西方一些国家，ELISA 诊断方法在结核病流行病学调查中的应用大大缩减了牛结核病控制与消灭计划的开支。

(4)胶体金诊断法：目前在医学界已有胶体金诊断试剂盒出售。在兽医界，尚未见报道。张喜悦已开展了这方面的工作，但实验成本偏高。用胶体金进行标记而建立的金标免疫层析或金标免疫渗滤，无须特殊操作，只需 3~5 min 就能出结果，是更为简便、快速的检测方法。

(5)免疫过氧化物酶试验：本方法是通过单克隆抗体以检测牛分枝杆菌 MPB 70 抗原的一种简便鉴定方法。从 1957 年开始已被澳大利亚多数兽医实验室所采用，与传统检验方法相比，其优点是检测速度快、成本低、操作简便。本试验最早在载玻片上进行，后改用硝酸纤维膜为载体，在检测分枝杆菌混合

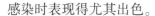

感染时表现得尤其出色。

5.免疫预防控制措施

免疫预防控制措施包括以下几点：①人接种卡介苗是预防结核病的有效措施之一，广泛接种卡介苗能大大地降低结核病的发病率；②人感染结核病多由牛型结核杆菌所致，特别是儿童饮用带菌的生牛奶而患病，消毒牛奶是预防人患结核病的一项重要措施；③健康牛群平时加强防疫、检疫和消毒管理，防止疾病传入。

(五)单核细胞增生李斯特菌感染与免疫预防

单核细胞增生李斯特菌是人和动物李斯特菌病的病原体，是致死性食源性致病菌。

1.流行特点

单核细胞增生李斯特菌(listeria monocytogenes，简称单增李斯特菌)广泛存在于自然界中，能在 2~42 ℃下生存(也有报道其在 0 ℃下能缓慢生长)，能在冰箱冷藏室内生存较长时间并能生长繁殖，不易被冻融，能耐受较高的渗透压，在土壤、地表水、污水、废水、烂菜中均有该菌存在，所以动物很容易食入该菌，并通过口腔—粪便的途径进行传播。

2.抗原特性

单增李斯特菌的抗原结构与毒力无关，它的致病性与毒力机理如下：寄生物介导的细胞内增生，使它可附着于及进入肠细胞与巨噬细胞；抗活化的巨噬细胞，单增李斯特菌有细菌性超氧化物歧化酶，使它能抗活化巨噬细胞内的过氧化物(为杀菌的毒性游离基团)分解；溶血素即李斯特菌溶血素 O，可以从培养物上清液中获得，为 SH 活化的细胞溶素，有 α 和 β 两种，为毒力因子。

3.临床表现

感染后，健康成人个体出现轻微类似流感症状，新生儿、孕妇、免疫缺陷患者表现为呼吸急促、呕吐、出血性皮疹、昏迷、自然流产、脑膜炎、败血症直至死亡等。

4.免疫学检测

(1)酶联免疫吸附试验(ELISA)：Chemboro 等用夹心 ELISA 方法测单增李斯特菌，检测限可达 10 CFU/mL，检测时间为 30 min。Yu 等将单增李斯特菌 iap 基因编码的 P_{60} ELISA 作为抗原，采用单克隆抗体识别 P_{60} 的夹心 ELISA 法对单增李斯特菌进行检测，得到理想效果。Kim 等采用 5 种单克隆抗体和鸡免疫球蛋白 IgY，以单增李斯特菌的鞭毛为抗原，用 ELISA 法检测食品中的单增李斯特菌，此方法可在 48 h 内完成检测过程，且具有极高的灵敏性和特异性。

(2)酶联荧光分析法(ELFA)：该法是一种常用的方法，是将单增李斯特菌抗原与单克隆抗体结合，再将结合有碱性磷酸酶的抗体与单增李斯特菌抗原结合。当底物 4-甲基伞形磷酸酮被磷酸酶转换成 4-甲基伞形酮时，发出荧光。测得荧光强度与抗原含量成正比，由此可推算出样品中单增李斯特菌的数量。ELFA 方法灵敏度高于 ELISA，而且由于省去了 ELISA 法中的颜色反应，整个反应时间相应缩短了，但成本较高。

(3)自动酶联荧光免疫检测(VIDAS)：该检测系统将两步的免疫夹心法与最新的荧光检测法结合起来，通过固定相吸附器，用已知抗体来捕捉目标生物体，然后与带荧光的酶联抗体再次结合，经充分冲洗，通过激发光源检测，即能自动读出发光的阳性标本。其优点是检测灵敏度高、速度快，可以在 48 h 内快速鉴定单核细胞增生李斯特菌。

(4)免疫传感器：Geng 等采用了以抗体为基础的光纤免疫传感器对热狗和腊肠内少量的单增李斯特菌进行检测。此方法在对样品中的细菌进行富集后，采用了夹心免疫测定法，以兔多克隆抗体作为固定化抗体，单增李斯特菌细胞作为待测抗原，将标记青色素的鼠单克隆抗体 C11E9 作为第二抗体进行免疫性结合，其在波长为 635 nm 的激光照射下发出荧光，此荧光信号经光纤传导到光检测器进行检测，从而对单增李斯特菌进行定量检测，从富集到检出可在 24 h 内完成，检出限为 $10\sim10^3$ CFU/mL。

5.免疫预防控制措施

单增李斯特菌在一般热加工处理中能存活，因为热处理已杀灭了竞争性细菌群，使单增李斯特菌在没有竞争的环境条件下易存活，所以在食品加工时，中心温度必须达到 70 ℃并持续 2 min 以上。单增李斯特菌在自然界中广泛存

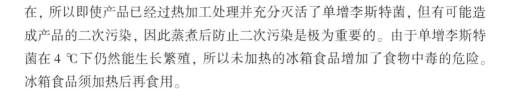

在，所以即使产品已经过热加工处理并充分灭活了单增李斯特菌，但有可能造成产品的二次污染，因此蒸煮后防止二次污染是极为重要的。由于单增李斯特菌在 4 ℃下仍然能生长繁殖，所以未加热的冰箱食品增加了食物中毒的危险。冰箱食品须加热后再食用。

(六)蜡样芽孢杆菌感染与免疫预防

蜡样芽孢杆菌是一种常见的食物中毒的致病性细菌，广泛分布于自然界，常存在于空气、土壤、灰尘、水及植物中，有时正常人的粪便中亦可发现。

1. 流行特点

在食品供应前的加工和储存过程中未对食品进行冷藏，使蜡样芽孢杆菌在食品中得以增殖。蜡样芽孢杆菌食物中毒有明显的季节性，通常发生在夏秋季(6~11 月)。引起中毒的食品种类很多，包括米饭(特别是过夜的剩饭)、乳类食品、禽畜肉类食品、甜点等。引起该菌食物中毒的食品大多无腐败变质现象。

2. 抗原特性

有两种抗原，一种是耐热的，一种是不耐热的。根据 Taylor 等(1975 年)的研究，蜡样芽孢杆菌可按其鞭毛抗原的不同分成 1~18 个血清型。Gilbert 和 Parry(1977 年)又将其血清型扩增了 5 个，还有 40%左右的蜡样芽孢杆菌不能分型。目前我国尚无市售的蜡样芽孢杆菌分型血清。

3. 临床表现

蜡样芽孢杆菌感染临床上一般可分为呕吐型和腹泻型两类。呕吐型潜伏期较短，仅 0.5~5 h，平均 2 h，症状以恶心、呕吐、腹疼挛为主，头昏、结膜充血、腹泻等症状亦有发生。腹泻型的病症主要发生在消化道的下部，潜伏期在 6 h 以上；中毒特点是腹泻、腹痛(疼挛)最为多见，恶心、呕吐、胃疼挛和发烧等症状亦间或发生。

4. 免疫预防控制措施

免疫预防重点在于正确处理食物，注意食品卫生，防止细菌繁殖及产生毒素。不进食腐败变质和保存不当的熟食，如变质酱肉、卤肉。食物应充分加热，对被芽孢污染的食物的蒸煮时间应在 30 min 以上。食物加热后应立即食用，且间隔时间不超过 1 h。室温下食物不宜放置过久，因为其会使芽孢出芽繁殖。

二、食源性病毒感染与免疫预防

食源性肠道病毒按照免疫血清分类，大约有 60 种人类肠道病毒能引起人类感染，包括脊髓灰质炎病毒、甲型肝炎病毒、轮状病毒、诺沃克病毒、戊型肝炎病毒、柯萨奇病毒、肠道冠状病毒和环状病毒等。

食源性病毒由于具有蛋白质外壳保护作用，能够稳定存在于极端 pH 环境和肠道复杂消化酶体系中，故而食源性病毒能够在食品生产、储存及消化道系统中生存和潜伏下来，进而导致任何食品都是潜在的传播媒介。病毒在食品中存在的数量少，但感染病毒需要的量也低，加上受污染食品的感官性状变化难以察觉，又缺少简便有效的检测手段，大多数病毒污染的食品不能够被提前发现。

存在于食品中的病毒经口进入肠道后，聚集于有亲和性的组织中，并在黏膜上皮细胞和固有层淋巴样组织中复制增殖。病毒在黏膜下淋巴组织中增殖后，进入颈部和肠系膜淋巴结。少量病毒由此处再进入血流并扩散至网状内皮组织，如肝、脾、骨髓等。此阶段机体一般不表现临床症状，多数情况下，毒性因受机体防御机制的抑制而不能继续发展。极少数感染的病毒能在网状内皮组织内复制，并持续地向血液中排放大量病毒。持续性病毒血症可使病毒播散至靶器官。病毒在神经系统中可沿神经通道传播，但进入中枢神经系统的主要途径仍是通过血流直接侵入毛细血管壁。

许多食源性病毒引起的疾病还没有很好的治疗方法，讲究卫生和严格食品加工的安全操作是预防和杜绝食源性病毒传播所必需的。如果有条件，疫苗接种是经济有效的预防方法。

（一）肝炎病毒感染与免疫预防

与食品相关的人的肝炎病毒有甲型肝炎病毒和戊型肝炎病毒。

1.病毒特性

甲型肝炎病毒在 80 ℃时持续加热 5 min 即可灭活，低温则不改变病毒形态，不失去传染性。感染的潜伏期为 15~45 d，再次感染后一般能获得终身免疫。甲型肝炎病毒只有一个血清型。

戊型肝炎病毒在分类学上属于杯状病毒科，目前尚不能在体外组织培养，但黑猩猩、食蟹猴、恒河猴、非洲绿猴、绒猴对其敏感。戊型肝炎病毒在碱性环境中稳定；在有镁、锰离子存在的情况下可保持其完整性，但它对高热敏感，煮沸即可将其灭活。

2.流行特点

甲型肝炎病毒可污染水生贝壳类如牡蛎、贻贝等，在牡蛎中可存活 2 个月以上。来源于污染水域的生的或未煮透的水生贝壳类食品是最常见的带毒食品。人类感染甲肝病毒后，病毒首先在消化道中增殖，在短暂的病毒血症中，病毒又可继续在血液中增殖，然后进入肝脏，在肝细胞内复制繁殖，于起病前 1~2 周，病毒由肝细胞的高尔基体排向毛细胞管，再通过胆管进入肠腔，从大便排出。

戊型肝炎病毒可随患者粪便排出，并通过日常生活接触传播，也可经污染食物、水源引起病毒散发或暴发流行，发病高峰期多在雨季或洪水后。潜伏期为 2~11 周，平均 6 周。

3.临床表现

甲型肝炎病毒感染出现的肝组织病理变化，由病毒引起，但主要因素是机体免疫下降。机体除了非特异性细胞免疫中巨噬细胞、自然杀伤细胞对病毒感染细胞有杀伤作用外，体液免疫也起了重要作用。

戊型肝炎病毒主要侵犯青壮年，儿童感染多表现为亚临床型，成人病死率高于甲型肝炎，尤其若孕妇患戊型肝炎病情尤其严重，在妊娠期的后 3 个月发生感染的病死率达 20%。临床患者多为轻中型肝炎，常为自限性，不发展为慢性。病毒感染后可产生免疫保护作用，防止同株甚至不同株戊型肝炎病毒再感染。

4.免疫学检测

甲型肝炎病毒可通过核酸杂交、放射免疫斑点试验来检测；戊型肝炎病毒可通过电镜从粪便中找出病毒颗粒，也可通过 RT-PCR 检测粪便、胆汁中的戊型肝炎病毒。重组戊型肝炎病毒-谷胱甘肽-S-转移酶融合蛋白作抗原，可用ELISA 方法检查血清中抗戊型肝炎病毒的 IgM、IgG 抗体。

5.免疫预防控制措施

甲型肝炎病毒耐酸碱环境，在冷冻和冷却温度下极稳定，对热、辐射处理有抵抗力。贝类组织对甲型肝炎病毒有很好的保护性，烹调条件下的干热、蒸汽加热、烘烤和炖、焖等只能消灭贝类中的少量病毒，其他产品经过高温处理后，甲型肝炎病毒将失活。预防戊型肝炎病毒的关键是控制传染源和防止粪-口途径传播。

(二)口蹄疫病毒感染与免疫预防

口蹄疫病毒是小 RNA 病毒科，目前已发现了 7 个血清型，血清型间无血清交叉和交叉免疫现象，即使在同一血清型内不同病毒的抗原性亦有变化。

1.病毒特性

口蹄疫病毒对外界环境抵抗力很强。在自然情况下，含毒组织和被污染的饲料、皮毛及土壤等可保持传染性达数天、数周，甚至数月之久。酸和碱对口蹄疫病毒的作用很强，所以 1%～2%碳酸氢钠溶液、1%～2%甲醛溶液、0.2%～0.5%过氧乙酸溶液等均是口蹄疫病毒的良好消毒剂，短时间内即能杀死病毒。

2.流行特点

口蹄疫能侵害多种动物，偶蹄兽最易感染。对口蹄疫最易感的家畜是牛，骆驼、羊、猪次之。野生动物也有发病的，病毒较容易从一种动物传到另一种动物。

消化道是最常见的感染门户。感染主要是由于饮食病乳或通过挤奶、处理病畜而接触感染病毒，创伤也可感染，该病毒也能经损伤的黏膜和皮肤造成感染，呼吸道感染也易发生。牲畜的流动，畜产品的运输，被病畜的分泌物、排泄物和畜产品(如皮毛、肉品等)污染的车辆、水源、牧地、饲料，以及来往人员和非易感动物都是重要的传播媒介。

口蹄疫的发生没有严格的季节性，可发生于任何月份。在牧区，往往表现为秋末开始，冬季加剧，春秋减轻，夏季基本平息。在农区季节性表现不明显。猪口蹄疫的常发季节为秋末、冬春，尤以春季为流行盛期，夏季较少发生，但在大群饲养的猪舍，发病无明显季节性。

3. 临床表现

口蹄疫临床表现为体温升高至 40~41 ℃，精神不振，少吃或者不吃；患该疾病的新生仔猪会突然尖叫，鼻、唇、舌、蹄冠部位长有水疱，跛行，不吃奶；患该疾病的育肥猪口腔黏膜和蹄冠、蹄叉、蹄踵处先发红、热痛，后形成米粒大小的水疱，然后逐渐变大互相融合形成蚕豆大小的水疱，破裂后表面出血，形成暗红色糜烂面，无感染，7 天左右可结痂而愈；若出现继发感染，可引起化脓直至蹄壳脱落；患该病的哺乳期母猪的乳房表面也会长出水疱，然后糜烂、结痂。患该病的猪大多呈良性经过，很少死亡；但也有呈恶性经过的，尤其在患该病的乳猪中多见，极少数育肥猪和肥猪有呈恶性经过而死亡。

4. 免疫学检测

可通过做补体结合试验或微量补体结合试验来鉴定毒型；或送检病畜恢复期血清，然后通过做乳鼠中和试验、病毒中和试验、琼脂扩散试验等鉴定毒型。国内外报道了用生物素标记探针技术来检测口蹄疫病毒的方法。

5. 免疫预防控制措施

发生口蹄疫时，须用当地流行的相同病毒型、亚型的减毒活苗或灭能苗。减毒活苗比灭能苗经济，但牛的减毒活苗对猪有致病性，不安全。许多国家采用牛、猪口蹄疫灭活苗来预防口蹄疫，免疫效果较好。同时，应对疫区和受威胁区内的健畜进行紧急接种，在受威胁地区的周围建立免疫带以防疫情扩散。

(三) 禽流感病毒感染与免疫预防

禽流行性感冒简称禽流感，是由正黏病毒科的 A 型流感病毒引起的禽类病毒性传染病,主要引起鸡、鸭、鹅、火鸡、鸽子等禽类发病。可引起从轻微的呼吸系统疾病发展到严重的全身败血症等多种症状。其中,高致病性禽流感因其传播快、危害大,被世界动物卫生组织列为 A 类动物疫病,我国将其列为一类动物疫病。

1.病毒特性

禽流感病毒是引起禽流感(又称鸡瘟)的病原体。鸡、火鸡、珍珠鸡、野鸡和孔雀等均可感染,但以鸡和火鸡最为易感。禽流感的高致病力毒株引起的高致病性禽流感,其感染后的发病率和病死率都很高。

家禽在感染 H5N1 病毒后即使幸存下来也有传染性,至少在 10 d 内病毒都会在家禽体内存活,通过排泄物等进一步感染其他家禽或候鸟。禽流感病毒对低温有很强的适应力,在-20 ℃左右可存活几年。

2.流行特点

人感染高致病性禽流感有多种途径,一是接触感染的家禽,二是接触带毒野鸟,三是接触被病毒污染的物(食)品,也有一定数量的患者感染途径不明。

禽流感病毒可通过消化道传播,因禽类分泌物和排泄物中含有大量病毒,病毒可以通过粪便排出体外,进而传染给人。进食病禽的肉及其制品、蛋及病禽污染的水、食物,或用病禽污染的食具、饮具,或用被污染的手拿东西吃,都可受到传染而发病。从自然感染禽流感病毒的鸡蛋的蛋黄、蛋清及蛋壳中均能分离出病毒。

3.临床表现

禽流感的症状依感染禽类的品种、年龄、性别、并发感染程度、病毒毒力和环境因素等而有所不同,主要表现为呼吸道、消化道、生殖系统或神经系统的异常。常见症状有:病禽精神抑郁,饲料消耗量减少,消瘦;雌禽的就巢性增强,产蛋量下降;轻度直至严重的呼吸道症状,包括咳嗽、打喷嚏和大量流泪;头部和脸部水肿,神经紊乱和腹泻。这些症状中的任何一种都可能单独或以不同的组合形式出现。有时疾病暴发很迅速,在没有明显症状时禽类就已死亡。

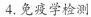

4. 免疫学检测

琼脂扩散试验、血凝抑制试验(HI)、神经氨酸酶抑制试验(NI)、酶联免疫吸附试验(ELISA)都可用于检测禽流感病毒。

5. 免疫预防控制措施

人与禽接种流感疫苗是预防人流感和禽流感最有效的根本措施,易感人群和高危人群应提前接种流感疫苗。目前,我国多用裂解流感疫苗。出现禽流感的养鸡场及其周围 5 km 范围内的鸡,必须强制性接种流感疫苗。

(四)轮状病毒感染与免疫预防

轮状病毒最早由 Bishop 用电镜从澳大利亚腹泻儿童肠活检上皮细胞内发现,形如车轮状,故命名为"轮状病毒"。

1. 病毒特性

目前,轮状病毒分为 7 组,即 A~G 组。A、B、C 三组能引起人畜共患的腹泻,其他各组主要引起动物腹泻。A 组轮状病毒主要引起婴幼儿腹泻,发病高峰在秋冬季节,故名婴幼儿秋冬季腹泻或秋季腹泻;A 组轮状病毒是引起婴幼儿重症腹泻的主要病原体。B 组轮状病毒主要引起成人腹泻,又名成人轮状病毒腹泻。C 组轮状病毒主要引起散发性的婴幼儿腹泻。

2. 流行特点

轮状病毒具有很高的传染性,在土壤、水、玩具、食物、衣物、空气飞沫等中可存活数周,主要经粪-口途径传播,也有报道经呼吸道传播的。婴幼儿可通过接触被污染的水、食物、玩具、日用品、空气飞沫等而被感染,也可通过人与人的接触进行传播。

A 组轮状病毒主要感染 6~24 个月的儿童,3 岁以下的儿童中 90% 以上受到过轮状病毒感染,几乎所有的 5 岁以下的儿童至少感染过一次轮状病毒。B 组轮状病毒则主要在青壮年中造成感染和流行。

3.临床表现

婴幼儿感染病毒 1~3 d 后，即出现水样腹泻，每日腹泻十多次，可伴有发烧、呕吐或腹痛，且呕吐常先于腹泻。腹泻物多为白色米汤样或黄绿色蛋花样稀水便，很少有腥臭味，可带少量黏液，一般无脓血便。

4.免疫学检测

免疫学检验分型有免疫电镜法、ELISA、补体结合试验、中和试验和免疫荧光法等。免疫学分型方法的基础是 A 组轮状病毒的外壳蛋白 VP4 和 VP7。目前广泛采用 ELISA 法检测粪便中的病毒的特异性抗原，方法简便、快速，特异性强。应用单克隆抗体可进行病毒分型。

5.免疫预防控制措施

室内注意通风换气，勤洗手，注意饮食卫生。对患儿使用过的物品进行消毒，在流行高发季节(秋冬)应少带孩子去公共场所，尤其是防止在医院里发生交叉感染。

(五)朊病毒感染与免疫预防

1982 年，美国加州大学旧金山分校动物病毒学家 Prusiner 发现"羊瘙痒病"是蛋白质侵染引起的疾病，并称为"Prion"，即朊病毒。

1.病毒特性

朊病毒又称为朊粒或传染性蛋白粒子。其本质是正常宿主细胞基因编码的、构象异常的蛋白质，目前尚未检出任何核酸成分，是人和动物传染性海绵状脑病的病原体。

2.流行特点

能通过动物食品传播给人的朊病毒病有库鲁病、克-雅病、格斯特曼综合征、致死性家族型失眠症和克-雅病变种等。

牛海绵状脑病可通过口腔、伤口和啃咬等途径传播，常见的传播媒介有牛奶及其制品、精液、牛胚胎、皮革、唾液、排泄物以及受到污染的器具、人和

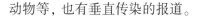

动物等，也有垂直传染的报道。

牛海绵状脑病病原体也可感染朊病毒敏感系动物如小鼠、牛、猪等。人吃了患牛海绵状脑病的牛的肉也有可能受感染。

3.临床表现

医学上称"疯牛病"为牛海绵状脑病，经解剖发现，病牛中枢神经系统的脑灰质部分形成海绵状空泡，脑干灰质两侧呈对称性病变，神经纤维网有中等数量的不连续的卵形和球形空洞，神经细胞肿胀成气球状，细胞质变窄。另外，还有明显的神经细胞变性及坏死。

4.免疫学检测

朊病毒病的检测方法目前有 3 种：一是免疫组化技术；二是免疫印迹技术；三是基因分析。

（1）单抗检测 PrPsc 的免疫印迹法。是一种目前国际上诊断朊病毒病常用的简单而敏感的方法。先用蛋白酶 K 处理脑组织，电泳后转印至乙酸纤维膜上，再用 PrP 单克隆抗体或多克隆抗体检测 PrPsc。

（2）多克隆抗体检测 PrPsc 的化学方法为 ELISA。用 PrP 抗体检测脑组织或淋巴组织中的 PrPsc 是目前确诊朊粒病的有效手段。由于 PrPc 和 PrPsc 的氨基酸序列完全一致，PrP 抗体不能分辨这两种异构体，所以在进行免疫组合检测时，抗体要先用蛋白酶 K 处理，以破坏 PrPc，然后再用 PrP 单克隆抗体或多克隆抗体检测蛋白酶 K 有机性的 PrPsc。

5.免疫预防控制措施

禁止用患病的牛、羊等反刍动物的骨肉粉作为饲料喂养牛等反刍动物，防止致病因子进入食物链。

第三节　食物不良反应与食物过敏

食物不良反应是指由食物成分或食品添加剂引起的一切不良反应，可涉及免疫反应和非免疫反应机制。免疫反应是食物过敏，即食物超敏反应或食物变态反应。食物不耐受属于非免疫反应,是非免疫机制产生的食物不良反应。

一、IgE 介导的食物过敏发病机制

一种食物过敏原或此种特殊过敏原中的一个具有免疫活性的片段,能穿过肠道黏膜屏障进入易感者的体内,并随血液循环到达靶器官。这种分子或其片段(Fc 段)能刺激淋巴细胞,最终导致特异的 IgE 抗体产生。IgE 抗体可与肥大细胞和嗜碱性粒细胞上有高亲和力的 IgE 受体(FcεR I)结合,也可与在巨噬细胞、单核细胞、淋巴细胞、嗜酸性粒细胞和血小板上低亲和力的 IgE 受体(FcεR II)结合。当食物过敏原再次进入,过敏原与固定于这些细胞上的特异 IgE 结合,刺激细胞释放组胺、前列腺素、白三烯等原发性和继发性炎症介质,导致血管舒张、平滑肌收缩、黏液分泌,而引起食物过敏。

二、食物过敏原

能引起免疫反应的食物抗原分子称为食物过敏原。几乎所有食物过敏原都是蛋白质,大多数为水溶性糖蛋白,每种食物蛋白质可能含几种不同的过敏原。

对人类健康构成威胁的食物过敏原主要有食物中的致敏蛋白质、食品加工储存中使用的食品添加剂和含有过敏原的转基因食品。目前,我国已要求将这些相关的指标在产品中明确标识。

转基因食品正在或将成为人类食品的重要来源,但源自任何来源(如微生物、植物或动物)的基因编码的蛋白质都有可能具有过敏原性质,从而诱发转基因食物过敏反应。目前这个问题已经引起人们的注意,科学家正在着手建立一系列评价程序,用来评价转基因食物蛋白质过敏的可能性。

(一)植物性食物过敏原

在植物性食物过敏案例中,以大豆及核果类食物过敏报道最多,因此,对其食物过敏原研究工作也较深入。特别是在主食为谷物食物(如水稻、小麦、玉米等)的人群中也具有过敏现象,因而引起科学界关注。

(二)动物性食物过敏原

牛奶过敏是小儿最常见的食物过敏,50%对牛奶过敏的婴儿可能也对其他

食物过敏，如蛋类、豆类、花生仁等。牛乳过敏蛋白主要分为酪蛋白和乳清蛋白，其中酪蛋白占总牛奶蛋白的80%，乳清蛋白占总牛奶蛋白的20%。酪蛋白（Bos d 8）由不同的酪蛋白亚型组成，包括 αS1-酪蛋白（Bos d 9，32%）、αS1-酪蛋白（Bos d 10，10%）、β-酪蛋白（Bos d 11，28%）和 κ-酪蛋白（Bos d 12，10%）；其中 αS1-酪蛋白是酪蛋白中最主要的过敏原。乳清中的过敏原包括 α-乳白蛋白（Bos d 4）、β-乳球蛋白（Bos d 5）、免疫球蛋白（Bos d 7）、牛血清白蛋白（BSA，Bos d 6）和乳铁蛋白；其中 α-乳白蛋白和 β-乳球蛋白被认为是乳清中最主要的过敏原，分别占总牛奶蛋白的 5%和10%。

海产食品过敏反应经常发生在沿海人群中，但以前我们只知道引起过敏的海产种类有虾、贝、一些鱼类。而现在研究中发现主要海产品过敏原为热稳定性糖蛋白，且各种甲壳类动物过敏原具有高度交叉反应性。

（三）转基因食物过敏原

美国先锋种子公司将巴西坚果基因转入大豆中以增加动物饲料蛋白质含量，这种基因改良由于引发消费者对巴西坚果过敏而被责令收回。另据报道，转基因 Bt 玉米是利用遗传工程技术在玉米基因中插入 Bt 蛋白（一种苏云金杆菌杀虫毒素）基因。Bt 蛋白一般对人体无毒，但对害虫有毒，由于有些 Bt 蛋白耐热和不能消化，有可能成为食物过敏原。

（四）其他食物过敏问题

1999 年，Chung 等研究 Maillard 反应对食物过敏性影响。他们利用无过敏原活性植物凝集素同葡萄糖或果糖在 50 ℃ 环境中放置 28 天，然后对发生 Maillard 反应的产品进行过敏性研究。结果发现，发生 Maillard 反应的产品会导致过敏反应，但是否是 Maillard 反应产物导致过敏原增加还有待进一步研究证实。

三、食物诱发过敏的途径及预防措施

（一）食物诱发过敏的途径

食物诱发过敏的途径有：①胃肠道；②呼吸道；③皮肤；④人乳；⑤胎盘。

(二)预防食物过敏的方法

目前认为可通过以下3种方法来预防过敏:

(1)对有关食物或食品作适当标注。

(2)食物过敏原数据库建立和使用。

(3)开发低过敏食品:食物过敏原是食物安全的不利因素,研究食物中过敏原的物理和生物化学特性,将有助于我们开发出低过敏甚至无过敏食品以防止食品或其他新食品侵扰过敏人群。

四、常见食物过敏

完整的食物抗原在进入人体后会发生以下3种情况:①多数人对其产生耐受性,但耐受性是如何发生的,尚未清楚;②人体诱发免疫反应,机体产生针对食物抗原的特异IgE、IgG、IgM和IgA抗体,然后与食物抗原发生过敏反应;③产生食物不耐受。

大多数食物过敏的症状都是轻微的,以瘙痒、荨麻疹、湿疹、过敏性紫癜等皮肤症状和恶心、呕吐、腹泻、腹痛、过敏性胃肠炎等胃肠道症状为主,但严重的过敏反应可危及生命,表现为过敏性哮喘甚至休克。

(一)常见食物过敏反应

1.食物中的过敏蛋白质

食物中90%的过敏原是蛋白质,但并非所有蛋白质都会引起过敏。由蛋白质引起的过敏反应多为IgE介导的Ⅰ型变态反应,植物性食物中过敏蛋白主要是醇溶谷蛋白家族的非特异性脂肪转运蛋白、α-淀粉酶或胰岛素抑制剂、双子叶植物种子2S储存蛋白等。牛奶里含有20多种蛋白质,其中有几种可引起过敏反应,如酪蛋白、α-乳白蛋白、β-乳球蛋白、牛血清蛋白和γ-球蛋白。

2.食品添加剂

食品添加剂引起的过敏反应通常为非IgE介导的免疫反应,采用皮肤针刺试验和特异性IgE测定结果常为阴性反应,临床诊断只能通过DBPCFC来确诊。

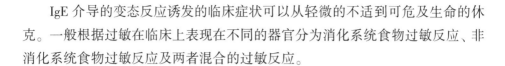

IgE 介导的变态反应诱发的临床症状可以从轻微的不适到可危及生命的休克。一般根据过敏在临床上表现在不同的器官分为消化系统食物过敏反应、非消化系统食物过敏反应及两者混合的过敏反应。

3. 转基因食品

转基因生物中有些含有来自致敏性物种和人类不曾食用过的生物物种的基因，由于基因重组能够使宿主植物产生新的蛋白质，这些新蛋白质有可能对人体产生包括致敏性在内的毒性效应。

(二) 影响食物过敏的因素

1. 食物品种

决定食物过敏的首要因素是食物本身。致敏食物是食物过敏的直接诱因，各种食品的致敏性是不相同的。

2. 进食数量

对某种食物敏感的人，即使进食很少量该种食物亦可引发疾病。而另一方面，食物过敏与进食的量密切相关，食物抗原只在累积到一定阈值时才发病，症状的轻重与食用量的多少往往成正比。

3. 遗传因素

食物过敏症状表现的严重程度与阳性过敏性疾病家族史有关。同一种食物在不同患者间可以表现出不同的过敏症状，轻重亦相差悬殊，严重的食物过敏可以引起休克甚至死亡，但绝大多数食物过敏病例的症状相对较轻。

4. 个体因素

同一患者对同一食物在不同时间可以表现出不同程度的过敏反应。患者当时的健康水平、精神状态、睡眠情况等都可对过敏反应的轻重和缓急产生一定的影响。

5.烹饪因素

加热过程可使大多数食物的过敏原活性降低，如生花生可以诱发过敏，煮花生由于温度不够也可诱发过敏，但油炸花生则极少诱发过敏症状。

6.消化道功能

消化道炎症是肠道过敏症发病率增高的原因之一，由于消化道炎症致胃肠黏膜损伤，增加了胃肠黏膜的通透性，使过多的食物抗原被吸收，而发生变态反应引起过敏。

(三)食物过敏与食物中毒、药物不良反应和食物不耐受等的区别

食物过敏引起的症状具有多样性和非特异性，应与非变态反应所引起的消化道和全身性疾病区别，进食某些食物后引起的不良反应，不能都认为是食物过敏。食物中毒、药物不良反应和食物不耐受等一般不涉及机体的免疫反应，与食物过敏不同，尤其应避免将食物过敏误认为食物中毒或食物不耐受。

第四节　免疫技术原理及使用

机体担负免疫功能的物质基础是免疫系统(immune system)。免疫系统由免疫组织与器官、免疫细胞和免疫分子组成。免疫系统可分为天然免疫系统(非特异性免疫系统)和获得性免疫系统(特异性免疫系统)。免疫细胞是指参与免疫应答及与免疫应答有关的细胞。

在较多的微生物感染中，体液免疫起主要作用，作用包括：①抗体可增强吞噬细胞的功能，对吞噬微生物具有调理作用；②抗体中和细菌外毒素的对抗毒性作用；③抗体和补体协同作用促使细菌溶解；④分泌 IgA 抗体，阻断细菌黏附于黏膜；⑤抑制细胞外的病毒感染；⑥抗体阻断微生物对上皮细胞的黏附和入侵。

细胞免疫的作用包括：①裂解被感染的宿主细胞；②释放可作用于巨噬细胞及其他细胞的活化因子；③直接杀伤作用。

补体的作用是产生可导致血管扩张的降解物，引发炎症反应，还可直接杀

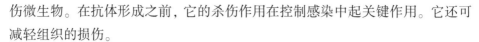

伤微生物。在抗体形成之前，它的杀伤作用在控制感染中起关键作用。它还可减轻组织的损伤。

吞噬细胞在抗感染中也起重要作用，包括产生化学趋化因子，吞噬和杀伤微生物，释放炎症介质等。

脾也有重要作用，特别是防止微生物的血行播散，它像一个过滤系统，使微生物流过脾时被杀灭。同时产生 T 细胞、B 细胞免疫反应。

一、抗细菌免疫

(一)宿主对细菌产生的免疫

细菌按表面结构可分为 4 种，即是革兰氏阳性菌、革兰氏阴性菌、分枝杆菌和螺旋体属。其中，革兰氏阴性菌的双层脂膜可被补体或细胞毒素所溶解，而其他几种细菌都需要被吞噬后才能被杀伤。一些细菌的外被膜或微丝也可妨碍吞噬细胞或补体的功能，但可作为靶点产生抗体反应。

(二)机体的第一道防线

机体第一道防线是简单的屏障。例如皮肤有非特异性保护机制，从而限制细菌的入侵。气管黏膜上皮也有驱赶细菌的作用。胃黏膜及阴道的酸性分泌液也可杀灭细菌。一旦这些天然屏障被抗生素破坏后，一些霉菌感染就容易发生。

(三)机体的第二道防线

机体的第二道防线是通过识别细菌的共性成分产生的非特异性杀伤。最为重要的分子是补体，即补体的旁路活化，补体攻膜复合物 C5b-9 可杀伤具有双层脂膜的革兰氏阴性菌。释放的 C3a 及 C5a 可诱发肥大细胞脱颗粒，从而释放组胺，使平滑肌收缩，并活化中性粒细胞，释放白细胞三烯(leukotriene，LT)，进一步引起血管通透性改变。C3a 附着于细菌后，产生调理作用，有利于吞噬细胞的杀伤作用。

(四)机体的第三道防线

机体的第三道防线是产生抗体。杭体对细菌产生的抗毒素抗体起关键杀伤作用，它能中和毒素，阻止毒素分子与靶细胞结合，也阻止了细胞外基质降解酶，从而防止细菌扩散。抗体还可与微丝结合，干扰细菌的运动。抗体抗细菌作用表现为：①调理作用；②溶解细菌作用；③中和毒素作用；④抑制细菌黏附作用。

(五)吞噬细胞的作用

虽然有一些细菌可被 NK 细胞或 Tc 细胞杀灭，但是最终大多数细菌是被吞噬细胞消灭的。杀菌可分为 4 步：①迁移；②识别；③吞入；④杀菌。

非氧依赖系统使细菌在厌氧条件下被吞噬，其杀菌通过激活吞噬细胞合成的溶菌酶和多种水解酶，发挥杀菌作用但不依赖于氧。

(六)T 细胞介导的免疫

T 细胞不仅在抗体形成中起作用，而且在巨噬细胞免疫中起作用。T 细胞释放的细胞因子是巨噬细胞完全活化的必需条件和杀灭细菌的重要免疫效应分子。活化的吞噬细胞的杀菌能力显然高于未活化的细胞。此外，T 细胞还可杀伤被细菌感染的细胞。

(七)对细菌的免疫反应

对细菌的免疫反应可导致免疫性病理损伤。例如大量的细胞因子释放可引起内毒素性休克，严重的可导致死亡，多为革兰氏阴性菌的 LPS 所致。还有一些免疫性病理损伤是继发于微生物体液免疫紊乱所致的疾病。

二、抗病毒免疫

病毒与宿主的关系在预防和治疗上是相当复杂的。有的病毒可通过免疫系统作用被清除，如流感病毒，而另一些病毒则可长期生存在宿主体内。免疫作用对它们无效果，病毒还可进行复制，并可形成慢性感染，如 HIV、HBV。

(一)典型的病毒感染

病毒在脱去外壳，释放核酸通过特殊受体进入细胞后，在宿主细胞内翻译并产生病毒蛋白，并通过病毒基因组的复制，组装成新的病毒颗粒，释放并侵袭邻近的细胞和组织。

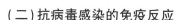

（二）抗病毒感染的免疫反应

机体的免疫功能，初期免疫反应大多数为非特异性免疫，其中吞噬细胞、IFN 和 NK 细胞起重要作用。特异性免疫出现较晚，主要是 Tc 细胞和中和抗体分别起作用。

1. IFN 具有非特异性抑制病毒生长作用

不同细胞在不同的诱导剂作用下产生不同的 IFN。干扰素（IFN）为人体或动物细胞对各种不同的刺激（包括接触病毒）的反应所产生的一些特殊的蛋白质或糖蛋白，主要分为 IFN-α、IFN-β、IFN-γ 三类，具有抗病毒、抗肿瘤和免疫调节的作用。正常时 IFN 处于抑制状态，在病毒感染后，经诱导而合成。它们激活邻近细胞的抗病毒作用，并防止病毒感染。

2. NK 细胞

病毒感染 2 d 后，NK 细胞活化。它对感染病毒的细胞的杀伤作用强于未感染细胞，主要的效应细胞是被疱疹病毒和巨细胞病毒（CMV）感染的细胞。K 细胞的作用表现在抗体出现以后，通过 ADCC 裂解病毒感染的细胞。

3. T 细胞

T 细胞具有多种抗病毒免疫功能。CD4$^+$ 细胞使抗体转型和抗体亲和力成熟，还可辅助 CD8$^+$ 细胞产生细胞毒素和辅助巨噬细胞活化。CD8$^+$ 细胞可杀伤病毒感染的细胞。病毒蛋白在细胞内被加工并运送至内质网与 MHCI 结合，而后可被 T 细胞识别。这种蛋白出现得很早，早于病毒复制蛋白，所以被感染的细胞在早期就被 CD8$^+$ 细胞杀灭。

4. 抗体

抗体可抑制病毒的扩散和再感染，特别是限制病毒从血液中扩散到组织中去。抗体主要是针对病毒包膜上的糖蛋白，一些抗病毒的单克隆抗体可有效地中和病毒，抑制病毒的复制。在宿主血中出现的抗体为 IgM 和 IgG，IgG 出现后可长时间存在于体内，有的甚至长达几年。抗体的作用主要是中和病毒，阻止病毒向细胞外传播，在预防感染时起主要作用。

5.补体可破坏病毒外壳使病毒溶解

一些病毒可诱发补体的经典活化和旁路活化，但不起主导作用。当抗体活化补体后，形成攻膜复合物，其可溶解被病毒感染的细胞，但这一过程需要膜上有高密度的病毒抗原。

(三)病毒逃避机体免疫的防御方法

病毒可通过各种不同的方法使其不被抗体识别到。其中抗原的变异是最有效的机制。这种抗原的变异(mutation)在 HIV、手足口病病毒及流感病毒感染时可见。这种情况下很难研究出长效抗体。抗体虽然可清除血清中的病毒，但是每种抗体只可与相应的抗原特异性结合。有的病毒可生成与机体预防系统同源的物质，以逃避 T 细胞的杀伤；还有一些病毒可编码细胞因子受体，甚至可生成细胞因子同源物质。

(四)病毒感染的病理和组织损伤机制

病毒感染的免疫病理和造成组织损伤的机制是：①抗原抗体复合物的形成；②T 细胞介导的组织损伤；③病毒感染免疫细胞；④诱发自身免疫性疾病。

三、抗真菌免疫

真菌感染可诱发体液免疫和细胞免疫。细胞介导的免疫反应是主要的防御措施，包括中性粒细胞、淋巴细胞、吞噬细胞和 NK 细胞介导的免疫反应。Th 细胞释放的细胞因子可活化吞噬细胞。当机体出现白细胞减少或免疫缺陷时，机体容易被感染，且可能存在血行播散。临床表现为迟发性变态反应及慢性感染，但皮肤表面的感染没有症状。

第六章

"大食物观"与现代生活

第一节 什么是"大食物观"

随着我国人民生活水平的日益提升，老百姓每天吃的东西已经不局限于主粮，还包括肉蛋奶、水产品、果蔬类等。现在，这些一直被我们称作"副食"的食物，已经逐渐成了老百姓餐桌上的"主角"。并且为了更好地满足老百姓对美好生活的向往，我们通过科技创新的手段，提高了食物产量、质量并增加了食物多样性，同时开辟了新的获取食物的途径，不断丰富老百姓的"菜篮子"，让老百姓从吃得饱，到吃得好，再到吃得健康，这正是"大食物观"的出发点和落脚点。

"大食物观"的基础是粮食但不只是粮食，而是要求食物种类更丰富、膳食结构更优化，即除粮食外，肉、蛋、禽、奶、鱼、菜、果、茶等都应作为食物摄入，推动食物供给由单一模式向多元模式转变。对树立"大食物观"，我们须转变传统观念，跳出固有思维模式，在更广的维度、更高的视野上来把握粮食安全。

第二节 "大食物观"下的食品行业发展

随着全球新一轮科技革命和产业变革的深入推进，食品行业正在朝着全营养、高科技、低碳化的方向快速迭代发展，面对新时代的新机遇与新挑战，让人民群众吃得更安全、更健康已经成为我国食品科技创新发展的重要使命。而作为食品行业的龙头企业，伊利以全面价值领先目标为引领，坚持以消费者为中心的理念，坚定推进创新驱动，加大产品创新投入，加强全链创新协同，加快技术创新应用，不断提供高品质的产品和服务，满足消费者多元化的健康需求，引领行业科技创新发展，实现全面价值领先目标。

行业的高质量发展离不开技术创新的发展和对其的投入。食品企业尤其是本土企业在科技创新的投入上仍有待加强，否则会造成产品缺乏竞争壁垒、产品同质化严重，从而进入打价格战的恶性竞争；而利润率不足，也会使企业缺乏持续的资金支持。

第三节 "大食物观"下食品科技在保健食品上的应用

一、功能因子的提取和分离

我国目前已明确的功能因子主要有多糖类、活性多酚与活性蛋白质、功能性油脂、功能性维生素、功能性植物多酚类等。

功能因子主要通过提取和分离技术运用到各类研究中，提取技术主要有溶剂浸提法、水蒸气蒸馏法、压榨法及超临界二氧化碳萃取法。

二、活性成分的制备

对通过提取分离得到的活性成分进行纯化，纯化后的活性成分主要存在于溶液里，必须经浓缩、干燥后才能制成产品。常用方法有两类：蒸发浓缩干燥法、冷冻干燥法。

三、加工技术

（一）硬、软胶囊制备技术

硬胶囊剂是指将一定量的药材提取物加药粉或辅料制成均匀的粉末或颗粒，充填于空心胶囊中制成，或将药材粉末直接分装于空心胶囊中制成。软胶囊剂是指将一定量的药材提取物和适宜的辅料密封于球形、椭圆形或其他形状

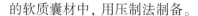

的软质囊材中，用压制法制备。

（二）微波加热技术

微波加热技术是以物料吸收微波能，使物料中极性分子与微波电磁场相互作用的结果。目前微波加热技术被广泛用于瓶装口服液及粉剂等产品的灭菌。

（三）超临界流体萃取技术

超临界流体萃取技术是一种新型萃取分离技术。它利用超临界流体，即把处于温度高于临界温度、压力高于临界压力的热力学状态的流体作为萃取剂，从液体或固体中萃取出特定成分，以达到分离目的。

四、生物技术在保健食品中的运用

（一）酶工程的运用

目前，国内很多产品都用到了较成熟的酶工程技术，如常用的食品甜味剂，用于保健食品工业领域的酶，主要涉及功能性低聚糖及功能性糖醇的加工、生物活性成分的提取、蛋白水解及生物活性肽的制备等。

（二）发酵工程的运用

发酵工程利用现代生物技术实现对发酵菌种的改造和生产，促进食品发酵产业的发展，常见的有对面包酵母菌性能的改造等。

（三）基因工程的运用

转基因食品是近年来备受关注的焦点。基因工程技术的实际应用是借助其他生物体的基因性能改良食品的属性，以此达到提高食品质量的目的。

第四节　"大食物观"下粮食的安全健康问题与发展策略

一、发展困境

2020 年 9 月以来,国务院办公厅陆续发布了《关于坚决制止耕地"非农化"行为的通知》《关于防止耕地"非粮化"稳定粮食生产的意见》等文件,要求加强耕地保护和用途管制,增强粮食综合生产能力,稳定发展粮食生产。为响应中央号召,各地耕地"非农化""非粮化"整治工作全面展开,在此期间暴露出来的问题需要深思,具体问题如下。

(1)"非粮化"与"非食物化"的界限不清:政策下达后,部分地方政府对"非粮化"和"非食物化"之间的界限拿捏不清。

(2)现实紧迫性强与历史成因复杂的矛盾:一方面,在当前国内外形势下,保障国内粮食产能不仅是经济民生问题,更具战略和政治意义,故紧迫性强;另一方面,在农地"三权分置"下,耕地的经营权在实际经营者手中,这便意味着耕地种植产品的最终决策权归经营者所有。同时,粮功区划定上报权在乡镇,而部分乡镇将粮功区划定在山区且已荒芜多年之处,而在其上再次进行粮食作物种植成本高、难度大。

二、发展策略

(1)优化保障理念,树立"大食物观"。

(2)坚持藏粮于地,改善生产力布局。

(3)落实藏粮于技,提高粮食产能。

(4)推进制度创新,保障农户利益。

(5)深化产业融合,提升社会服务。

第五节 "大食物观"下食品的安全健康与可持续发展

一、人口持续增长与食品资源供应的可持续性

过去几十年中,虽然我国人口增长的速度有所控制,但食物资源短缺没有得到根本性的改善。在几类食品资源中,我国碳水化合物的生产和供应有了较大改善,需求得到了解决。杂交水稻的研究和农业技术的发展基本保障了主粮的充足供应,大豆大面积播种和其他根茎类植物的发展,极大丰富了植物源蛋白质和碳水化合物供应的数量并提高了品质。但是,我国动物源性蛋白质的供应却遇到了很大的问题,不能满足消费者日益增长的生活需求。规模化的畜牧业、海洋养殖和大规模的远海捕捞,虽然大大增加了动物蛋白的供应,但仍未满足生活水平迅速提高的人们对这类食物的需求,且依赖国际市场供应具有很大的政治风险和市场不确定性。开发利用植物和昆虫蛋白资源成为未来食品科学领域要着力解决的重要课题。如何有效地将植物蛋白和昆虫蛋白转化成为美味可口的食品,既要解决很多技术和工艺问题,又要解决很多相关的科学问题。

二、未来食品与人类健康及美好生活

人类机体在长期的演化过程中,深受因气候、季节、战乱、灾荒等引起的食物短缺的影响,进化出了一套适应饥饿或半饥饿状态的生理机制。但如今,食物供应可以不分时间、不分地域,食物供应远远超出了填饱肚子的需求(当然还有一些落后国家处于食物短缺的状态)。在人类文明史上,从来没有过现在这样的情况,因此,在快速告别饥饿时代的情况下,机体代谢却无法适应超过机体需求的能量和营养供应,因而出现了包括肥胖、高血压、高血脂、高血糖等与食品消费直接相关的健康问题。人类未来面临的最大挑战是自身的生理演化速度跟不上环境变化的速度。这将给人类自身的健康以及生存带来很大的危险和挑战。

低糖、低盐、低脂已经成为消费者对食品的三大要求,但是如何减糖、减盐、减脂却是食品工业的重大课题与挑战。从食品的生产和保存的角度讲,减

糖、减盐、减脂不存在技术问题，最大的障碍是该类食品无法满足人类的感官需求，低糖、低盐、低脂使食物变成了能量块、营养包。因此，如何通过食品成分和结构的创新性设计，来保持低糖、低盐、低脂食品的饮食愉悦感，是将来很长一段时间食品科学研究的重大课题。

三、未来食品与传统饮食智慧

药食同源是东方传统饮食文化的核心智慧。近年来兴起的保健食品从表面上看似乎与药食同源有异曲同工之妙，然而却有着本质的区别。"药食同源"强调食品本身，不主张成分与食品载体的剥离，而许多保健食品则沿用西方医药学的逻辑，关注功能成分，忽略了食品载体的功能。在可预见的将来，食品的生产和供应仍将大概率沿用工业化、集成化、智能化的思路和方式，仍将以追求效率和资本回报为主要驱动，食品的生产、制作呈快捷化、模块化趋势。在这种背景下，如何发挥药食同源的东方哲学智慧，是非常值得食品工业生产者和政府管理部门思考的问题。

东方传统饮食文化在强调药食同源的同时，注重节律饮食与平衡膳食，正如《黄帝内经》所讲"食饮有节，起居有常"。食物为天地之精华，大自然之馈赠，人类对食物的摄取，无论是数量还是种类，都应该有节、有律、有度、有衡。作为东方文明智慧的结晶，中国的传统饮食文化在很大程度上保障了中华民族的健康延续。但是东方的传统智慧常与以西方文明为主导的现代文化不尽和谐，我们要把中国的传统饮食文化发扬光大，因此，如何应用现代科学方法解释中国传统饮食文化，也将是未来食品科学领域需要解决的问题。

第六节　未来食品的种类

一、植物基肉制品

从营养学角度，植物蛋白具有零胆固醇、零激素、零反式脂肪酸、零抗生素，且富含人体必需氨基酸等优点，不会导致现代文明病的发生，更符合人们对饮食健康的要求。在氨基酸的组成上，植物蛋白中所含的必需氨基酸的比例接近人体所需的氨基酸比例，植物蛋白是一种优质蛋白资源。从功能性质方面看，植物蛋白具有溶解性、吸水性与吸油性、起泡性与起泡稳定性、乳化性与乳化稳定性、黏性及凝胶形成性等良好的加工特性，这为植物蛋白在食品工业中的应用奠定了基础。

（一）植物基肉制品原料

1. 大豆-小麦蛋白

小麦蛋白通常是小麦粉分离出淀粉的过程中产生的副产物。小麦蛋白在吸水后会形成具有网络状结构的湿面筋，具有良好的黏弹性、延伸性和热凝固性，被广泛应用于植物基肉制品的制作中。如今应用较多的，就是将小麦蛋白添加到大豆蛋白中用于生产植物基肉制品。

2. 大豆淀粉

淀粉是一种比较常见的多糖，在植物基肉制品的原料中添加适量淀粉，可以提高产品的感官品质和组织化程度。在生产过程中，将淀粉作为主要结合剂，对植物基肉制品纤维结构的形成起着重要的作用；另外，淀粉可作为增稠剂、增强剂，使植物基肉制品挤出过程稳定。

3. 大豆膳食纤维

膳食纤维具有较好的持水力、增稠性和润滑作用等，将它添加到食品中可以改善食品的感官品质和质构。食用适量的膳食纤维，还可以降低某些疾病的患病风险，如癌症、动脉粥样硬化、肥胖和糖尿病等。

（二）植物蛋白肉制品和动物肉的差异

1. 质构差异

由于纤维化的植物蛋白和肌肉纤维存在天然差异，难以呈现动物肉制品复杂而精致的感官特征。在微观上，植物蛋白持水力不足，烹饪过程中极易失去水分而产生干涩的口感。

2.风味差异

植物蛋白制品虽然可以通过添加天然或合成肉类香精模拟肉类风味，但此类风味不持久，且植物蛋白制品天然的苦味和涩味不易被去除或掩盖，这影响消费者对植物蛋白肉制品的接受度。

3.颜色差异

肉在煮熟的过程中肉色会经历从红色到褐色的变化，新开发的大豆血红蛋白是一种铁结合蛋白，在熟制的过程中可以发生与真实肉相似的颜色变化。大豆血红蛋白已被用于植物基汉堡中，赋予汉堡血样的颜色，但价格昂贵，因此，开发相似度更高且更加经济的植物源色素产品变得十分必要。

4.营养差异

动物蛋白是全营养物质，比植物蛋白具有更好的必需氨基酸平衡。植物蛋白容易存在限制性氨基酸缺陷，如赖氨酸是谷类蛋白中的主要限制性氨基酸，而蛋氨酸和半胱氨酸则是豆类蛋白的限制性氨基酸。对全素食人群，如果长期食用单一植物蛋白，可能会对其身体健康产生影响。

二、益生菌

益生菌源于希腊语，字面意思为"有益于生命"，也被称为益生素、微生态制剂、活菌制剂等。联合国粮农组织（FAO）、世界卫生组织（WHO）等专家学者对益生菌的定义是：当充足补充时，对宿主健康有益的微生物。近年来，随着生物技术的不断进步，人们对益生菌的认识也逐渐加深，益生菌已成为科学研究热点之一。

（一）益生菌的种类

目前，有三大类益生菌：乳杆菌、双歧杆菌、革兰氏阳性球菌。益生菌具有促进消化吸收、抑制有害细菌、提高免疫力等作用。

1.乳杆菌

乳杆菌是一种在自然界中广泛存在的革兰氏阳性、无芽孢的杆状菌。可以

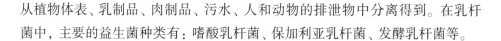

从植物体表、乳制品、肉制品、污水、人和动物的排泄物中分离得到。在乳杆菌中，主要的益生菌种类有：嗜酸乳杆菌、保加利亚乳杆菌、发酵乳杆菌等。

2. 双歧杆菌

双歧杆菌是一种对人体有益的细菌，在人体的肠道中有形成生理屏障、提供营养、抗肿瘤、增强免疫力、增强消化的作用。双歧杆菌能够抑制人体内有害细菌的生长、抵挡病原菌的侵害、合成人体所需的维生素、促进人体对矿物质的吸收，从而产生乙酸、丙酸、丁酸等有机酸，可促进肠道蠕动及排便，预防便秘。

3. 革兰氏阳性球菌

粪链球菌属革兰氏阳性球菌，是人体和动物排泄物中的一种常见的细菌，能生产出对人体有益的天然抗生素。粪链球菌还可以分泌一些抑菌物质（如细菌素），对大肠杆菌、沙门菌等有一定的抑制作用，从而改善肠道环境。粪链球菌还具有增强家畜免疫功能、增加抗体、提高巨噬细胞活力、易于培养和保存等优点，广泛应用于医药、食品工程、畜牧等领域。

（二）益生菌的功能

（1）促进消化系统健康。

（2）预防或改善腹泻。

（3）增强人体免疫力。

（4）帮助吸收营养成分。

（5）缓解乳糖不耐受症状。

（6）产生维生素，促进钙的吸收。

（7）延缓衰老。

第七章

药食同源中的饮品的现状及发展趋势

第一节　药茶与药酒的概念与发展

茶与酒皆为日常生活中的饮品，我们既能直接饮用它们，又能将其制成药茶或药酒来饮用。药茶的传统定义是指由食材和药材加工制作而成的茶及代茶饮品；药酒，中医史上也称其为"酒剂"，多数药酒指将中草药根、茎、叶等按照一定比例泡入低浓度可食用酒，经过浸泡一定时间后除渣即可制成的酒剂。药茶及药酒均为我国防病治病、强身抗衰所特有的传统保健方法，深受人们喜爱。

一、药茶与药酒的来历与发展

（一）药茶的来历与发展

药茶的治疗作用，可以追溯到中国现存的第一部药物学专著《神农本草经》，传说，尝百草的神农因食用金绿色滚山珠而中毒，正巧倒在茶树下，而茶树叶上的露水流入口中，方苏醒得救。

茶疗理论的基本形成是在盛唐时期，著名医学家王焘的《外台秘要》中有一"代茶新饮方"，详细记述了药茶的制作过程、用法和功能主治，这标志着药茶制作的开端。清朝时的茶疗处于鼎盛时期，药茶的使用范围也更宽泛了。到了现代，茶疗依旧盛行，药茶也被广泛使用，还有不少新的药茶方不断涌现。

总之，药茶、茶疗历史悠久，经过不断完善，已成为我国人民防病治病及保养身体的一大方法。

(二)药酒的来历与发展

汉朝时，《神农本草经》就已有"药性有宜丸者，宜散者，宜水煮者，宜酒渍者"的记载。东汉末年成书的《伤寒杂病论》，记述了不少药酒方剂。

宋朝的科学和技术在一定程度上得到了发展，因此药酒的酿造技术也得到了很大的提升。

到了明代，随着酿酒工艺的不断进步，御酒和贡酒在宫廷十分流行，宫廷为此还特意建立了御酒房，用来制作各种高品质的药酒。

直到清代，医学家根据医学知识制定了许多新的酿药酒方法，使药酒得以繁荣发展。

民国时期兵荒马乱，药酒制造工业也和其他产业一样，受战争影响较大，加上中医医生被大肆杀害，药酒的发展受到了一定的限制。

20世纪下半叶以来，中医药事业取得了前所未有的发展。药酒也越来越受到人们的重视，并取得了长足的发展。

二、药茶与药酒的基本原理

(一)药茶的基本原理

1.药茶的概述

广义的药茶为，含有或不含有茶叶的中药经晒干后粉碎混合而成的粗制品。茶叶作为主要媒介具有以下功效：①含有咖啡因(caffeine)，具有提神醒脑的功效；②含有丰富的维生素(vitamin)，如维生素 C、维生素 B_1、维生素 B_2、维生素 P 等，能帮助分解油脂，有助于消化；③茶叶中的茶碱能增加冠状动脉血流量，有强心利尿的功能。

2.几类常见药茶的药理

(1)解表类药茶。

1)发汗：麻黄碱、麻黄等含有挥发油，具有发汗之效；桂枝能促进体表血液循环。

2）解热：桂枝、防风、柴胡等药材具有发汗、抗炎作用，可降低体温。

3）平喘：麻黄、桂枝等药材中含有的麻黄碱具有松弛支气管平滑肌的作用。

4）抗炎：防风和薄荷对炎症过程的发生、发展有控制作用。

5）抗过敏：麻黄的水提取物能抑制过敏性介质的生成。

6）利尿：麻黄碱对肾脏血管扩张有影响，有利尿作用。

（2）清热类药茶。

1）抗菌：金银花、连翘、蒲公英对金黄色葡萄球菌等病菌感染有效。

2）抗病毒：大青叶、板蓝根可抗流感病毒。

3）解毒：牡丹皮、黄连在无抑菌作用的浓度时，金黄色葡萄球菌凝固酶的形成被抑制，导致细菌毒力降低。

4）抗炎：连翘能抑制炎性渗出，黄芩能对抗有变态反应的炎症。

5）增强机体的免疫：鱼腥草可增加体内备解素的浓度，从而提高非特异性免疫，抵御病原微生物入侵。

（3）祛痰、镇咳平喘类药茶。

1）祛痰：川贝母所含生物碱、总皂苷具有明显的祛痰作用。

2）镇咳平喘：抑制延脑的咳嗽中枢的中药有桔梗、半夏、杏仁等。

（4）温里类药茶。

1）强心及抗心律失常：通过对各种动物的离体和在体心脏进行实验，发现附子、乌头煎剂有强心作用，能增强心肌收缩力，从而使心率加速、心排血量增加。

2）抗缺氧：细辛、肉桂具有扩张血管的作用，可以增加冠状动脉的血流量。

3）抗休克：肉桂、生姜、附子都能通过扩张血管，促进血液循环，改善冠状动脉血流量；也可增加末梢毛细血管的血流量，从而提高体温。

4）健胃：生姜的芳香辛辣成分可刺激胃黏膜，改善局部血液循环。

（5）理气类药茶。

1）促进胃肠蠕动：陈皮、枳壳都能缓解胃肠平滑肌的痉挛；枳实、乌药能刺激胃肠平滑肌，增强胃肠蠕动。

2）促进胃液分泌：陈皮中的挥发油能促进胃液的分泌。

3）利胆：沉香、青皮、香附能促进胆汁的分泌，松弛奥迪括约肌和减轻胆囊压力。

（6）安神类药茶。

1）镇静催眠：酸枣仁中的总皂苷、总黄酮、总生物碱、不饱和脂肪酸有催眠、镇静作用，琥珀酸具有抑制中枢神经系统的作用。

2）抗惊厥：酸枣仁、远志对戊四氮引起的惊厥有拮抗作用。

（7）健胃消食类药茶。

1）促进肠胃消化：山楂、神曲多含有脂肪酶、淀粉酶，有助于食物的消化。常用于治疗胃炎及消化不良症。

2）维持正常消化功能：这类药物含多种维生素，对保持正常的消化功能很有帮助。

3）促进消化液的分泌：鸡内金可促进胃液分泌并显著提高其酸度。

（8）利水渗湿类药茶。

1）利尿：多数利水渗湿药物如茯苓、泽泻、木通、金钱草均具有不同程度利尿作用。

2）降压：茵陈水煎剂具有降压作用。

3）影响脂质代谢：泽泻具有降血脂、抗脂肪肝等功效。

4）利胆：茵陈可使胆汁排出增多。

（9）祛风湿类药茶。

1）抗炎：防己能通过激活垂体-肾上腺皮质系统而改善肾上腺皮质功能。防风可抑制二甲苯引起的小鼠耳郭肿胀及角叉菜胶所致的小鼠足跖水肿，并具有对抗组胺作用。

2）镇痛：秦艽碱能提高大鼠痛阈。

3）免疫：豨莶草、五加皮、独活均能显著抑制机体的免疫功能。

（10）活血化瘀类药茶。

1）改善血流动力学：桃仁、丹参和川芎均具有扩张外周血管和增加各器官血流量的功效。

2）改善血液流变学：如川芎能降低血小板表面活性，抑制血小板凝集，预防血栓的形成；红花能抑制血小板聚集，增强纤维蛋白溶解，降低全血黏度。

3）抗血栓形成：益母草、赤芍和当归均具有抑制血栓生成，抑制血小板聚集和提高纤溶酶活性及促进已经生成纤维蛋白溶解等作用。

4）改善微循环：当归、丹参和川芎能加快微循环血流、降低血液的黏度和改善微血管痉挛。

（11）滋补类药茶。

1）增加网状内皮细胞的吞噬功能：人参、当归、枸杞子、淫羊藿和黄芪有显著效果。黄芪可促进白细胞介素诱使动物机体产生内源性干扰素，对细胞RNA代谢有抑制作用。

2）促进细胞免疫功能：四君子茶具有增强细胞免疫及增加抗体形成的作用。

3）增强体液免疫的功能：党参、白术和茯苓可显著提高血清IgG。

4）对机体适应性的影响：PFC免疫反应中，黄芪具有双向调节作用。

5）对内分泌系统的影响：人参可刺激垂体产生促性腺激素。

6）消除自由基：女贞子、当归、黄芪均具有这种作用。

7）对物质代谢的影响：人参能促进蛋白质、DNA、RNA的生物合成并提高白蛋白及γ-球蛋白含量。黄芪可加强细胞生理代谢，促进血清及肝脏蛋白质更新。

8）对心血管系统的影响：人参与黄芪都具有增强心肌收缩力、扩张血管及降压、增强思维能力等作用。阿胶对造血功能具有促进作用，健脾补益药具有促进乳糜吸收、调节自主神经以及改善消化功能等作用。

(二) 药酒的基本原理

1. 中医理论原理

酒为溶媒，可以淋洗出中药或原料中有滋补、保健和治疗功效的有效成分，其在酒行药势作用下可到达人体有关部位，以养血、活血、和血、散寒为手段，引药物上行，协助药力发挥祛病、祛邪和保健、养生之功。

2. 现代医学原理

近代研究表明，适量饮酒能助消化、增强血液循环、升高体温，在营养肌肤、防治冠心病、消除疲劳等方面也有功效。

酒很容易渗入中药材内，能使中药材中大多数有机物质得以溶出，能使其较好地发挥药物本来的治疗效果。

三、药茶与药酒的加工技术

(一)药茶的加工技术和流程

1.粉碎方法

(1)分研:将药料分别进行研碎,适合麝香、冰片等含有挥发性物质的药材或贵重药材。

(2)共研:把药茶方的某些或所有药料搅拌均匀,粉碎。用于不含黏性物质和胶质的药材。

(3)掺研:将部分药材研碎,取适量药粉,混入含油量高的药材,然后掺和共研。用于含油量高的药材,如火麻仁、柏子仁及颗粒较细的车前子、菟丝子。

(4)串研:先研碎药料内非黏性药物,然后取出部分和黏性药物掺和在一起,碾成不规整的碎块或者颗粒,于60 ℃环境内完全烘干后,一起碾成粗末。适宜龙眼肉、熟地黄类黏性大的药材加工。

2.制法用法

(1)药饮:茶叶与食物、药物加水稍煎,去渣滗取汁液,当作饮料每天喝。

(2)汁露:新鲜水果蔬菜等食物与一些中药材一起捣烂、压榨取汁。汁露又称芳香水,指具有芳香性、富含水分的植物性食品或中药药品,加水蒸馏后收集到的澄澈、有芳香气味的液体。

(3)粉末茶,制作步骤如下。

1)粉碎:将中草药适当烘干,粉碎为粗末,过14~20道目筛。需要注意的是,粉碎的时候切忌细粉太多。

2)混合:粗末置于容器中充分搅拌,至色泽均匀后反复过筛1~2次。

3)分装:使用防潮性很好的纸或聚乙烯薄膜袋分装,存放在阴凉处晾干。所制粉末茶,要求不结块,细粉含量低。

(4)块状茶,制作步骤如下。

1)粉碎:方法同粉末茶,制成粗末。

2)捏合:将面粉用适量的水调煮成面糊作黏合剂,再与粉末茶充分捏合,制成团块。

3）制块：取一定量的药材团块嵌入铜圈模中后，取木模心放在药料上，用敲棒敲实，顶出即成。

4）干燥：温度宜先低后高，开始在 60 ℃ 左右，待外表略干时，再逐渐升高至 70~80 ℃，如此可防止外表干燥过速而龟裂。在干燥过程中，应频繁更换烘烤位置，使其干燥均匀，以免茶块色泽不一，影响质量。

5）分装：用防潮性能好的纸张分块包装，并放置在密闭容器中。制成的茶块，要求表面完整，没有松块现象。

3.储存方法

药茶储存方法有以下几种。

（1）一定要存放在干燥通风的地方，避免它吸收水分而发霉变质。

（2）贮存时间不可太长。如需长期贮存，应注意密闭、避光、防陈化，并严格分隔气味。

（3）装茶最好是用锡制的茶罐，尽量不用铁制和木制的茶罐。

(二) 药酒的加工技术和流程

1.酒剂的制法

（1）浸渍法：直接用酒浸渍药材、食物，分为冷浸法与热浸法。

1）冷浸法：以酒为基料，无须加热，浸渍食物、药材制成酒剂。适用于有效成分易浸出的单味或味数较少的酒剂，以及含有挥发性成分的酒剂。制法简单，制作步骤如下：①将食物、药材直接置于容器中，或先将原料用绢袋盛放再置于容器中，按要求放入料酒后密封，浸泡一定时间；②浸泡期间需经常晃动容器，使原料与酒充分接触而溶出有效成分；③到指定时间后，取上清液，将药渣压榨，将压榨液和上清液搅拌均匀，静置，过滤即得。

2）热浸法：以酒为基料，需经加热、浸渍食物和药材制成酒剂的方法。适用于味数较多的酒剂，以及用冷浸法其有效成分不易浸出的酒剂，制作步骤如下：①将食物、药材置于容器中，按要求放入基酒后密封，然后把装有原料和基酒的容器放在加入了水的锅中炖煮，煮沸后立即取出，然后置于常温下再浸泡一定时间；②浸泡过程中需频繁摇晃容器，到指定时间后，取出上清液，对药渣进行压榨，将压榨液和上清液搅拌均匀，静置，过滤即得。

（2）技术要求。

1）基酒：白酒、黄酒、米酒皆可。

2）原料：食物或药材原料需适当加工和处理，原料通常要切成片、小块，或者碾成粗末（粗末原料泡酒，一定要用绢袋或纱布袋盛装并扎紧袋口）。

3）比例：原料吸水量多的，酒与原料的比例是 100 g 原料用 800~1000 mL酒；吸水量少的，酒与原料的比例是 100 g 原料用 500~700 mL 酒；通常情况下，浸泡过的材料的量为整个药酒的 1/3 左右为宜。

4）时间：冷浸法一般需浸泡 2 周左右，热浸法需 1 周左右。植物类原料需泡制 1~2 周，动物和矿物类原料需要泡制 4 周以上，一些名贵原料药酒可以重复泡制 2~3 周。通常情况下，药酒色泽不再变深时，说明原料中有效成分已停止外渗，药酒泡制完成。夏天浸渍时间可稍短些，冬天浸渍时间则稍长。

2. 醪剂的制法

醪剂包括酿造制法、加药酿制法，是以米、酒曲、药、食物为原料直接发酵成酒剂。

（1）制作步骤如下：①谷米用水浸泡，使之吸水膨胀，然后蒸煮成干粥状，冷却到 30 ℃左右；②加入研成粗末或煎好的药材、食物与酒曲，搅匀后置于陶缸、搪瓷盆或不锈钢盆内，加盖发酵；③经过 1~2 周的发酵，再压榨和过滤，得到澄清的酒液；④将酒液加热到 70~80 ℃，以杀死杂菌，确保酒剂品质，方便储存。

（2）技术要求。

1）原料：谷米宜用糯米或黄黏米。

2）比例：一般为每 2500 g 谷米加入酒曲 100~150 g。

3. 醴剂的制法

醴剂是以酒浸泡食物或中药，并添加糖或蜂蜜而制成的液体。醴酒现代亦特指果酒、甜酒，是以水果为主料制成的药膳酒剂。

（1）制作方法：①将水果洗净、沥干，可切碎，以一层水果一层糖的方式将其置于容器内，可加些许白酒，4 周左右发酵完成；②取上清液，将药渣压榨，将压榨液和上清液搅拌均匀，静置，过滤即得。

（2）技术要求。

1）原料选择：水果（软果、硬果）、酒、糖。

2）比例：水果、糖、酒的比例一般为2：2：1，原料按一层水果一层糖的顺序放置，白酒最后倒入。软果类因其表皮附有酵母菌，制作醴酒时，可以不加白酒，水果、糖的比例以1：1为宜。

3）时间：一般需浸泡2周以上，软果类浸泡2~3周，硬果类浸泡3~4周。浸泡1周糖化开后，须经常晃动容器，使原料与酒充分接触而溶出有效成分。

4.药酒的使用

药酒制成后除直接饮用外，还有以下几种食用方法：①煎煮法；②调服法；③淋浇法；④淬渍法。

第二节　药茶与药酒的分类及功效

一、药茶与药酒的分类

（一）药茶的分类

1.按药茶的组成分类

按照药茶的组成可以把药茶分为以下三类。

（1）单用茶叶。

（2）茶药并用。

（3）以茶代药。

2.按方剂的构成分类

药茶按照方剂的构成可以分为单方药茶和复方药茶。

3.按药茶的功效分类

通过药茶的不同功效可将药茶分为以下几类。

（1）清热类药茶。

（2）解表类药茶。

（3）祛痰、镇咳、平喘类药茶。

（4）温里类药茶。

（5）安神类药茶。

（6）健胃消食类药茶。

（7）利水渗湿类药茶。

（8）祛风湿类药茶。

（9）滋补类药茶。

（10）活血化瘀类药茶。

（11）理气类药茶。

4. 按入药部位分类

药茶按照入药部位可分为花类药茶、叶类药茶、茎类药茶和皮类药茶。

5. 按饮用季节分类

药茶按饮用季节分类可分为春季药茶、夏季药茶、秋季药茶和冬季药茶四类。

（二）药酒的分类

1. 按给药途径分类

（1）内服药酒。

（2）外用药酒。

2. 按功能分类

（1）滋补保健药酒。

（2）治疗性药酒。

（3）美容类药酒。

3. 按使用基酒分类

(1)白酒类药酒。
(2)其他酒类药酒。

4. 按物理形态分类

(1)液体药酒。
(2)固体药酒。

二、药茶与药酒的功效研究

(一)一般功效

1. 益气养血

人参大补元气、补脾益肺；黄芪、党参补元气；龙眼，补益心脾、养血安神，益气之中尚有温阳助阳的效用，既可益气又能补血；红枣味甘，性温，既是民间喜食的滋补品，也是临床最常用的补脾、养血良药，具有养血安神、健脾益气的效用；枸杞子味甘,性平，入肝、肾二经，具有养阴补血、滋补肝肾的功效；当归其味甘、辛，性温，归肝经、心经、脾经，具有补血活血、调经止痛、润肠通便的作用。

(1)具代表性的药茶。
①龙眼枣仁茶：具有益气作用，还兼有养阴之功，能养血安神、益肾固精。
②黄芪抗霾饮：有补肺益气、强体固表之功，可用于年老体弱、身体虚衰之人作预防感冒之用。
(2)具代表性的药酒：①玫瑰四物酒；②枸杞子人参酒。

2. 调补阴阳

北沙参可以养阴清肺、益胃生津，用于肺热燥咳、虚劳咳血、胃阴亏虚、津伤口干；生地黄清虚火、养阴生津，主要适用于阴虚火旺、舌红口干；鹿茸壮肾阳、益精血、强筋骨、调冲任、托疮毒，主要用于阳痿早泄、宫冷不孕之类的疾病；桑椹活血养阴、津润干燥，主要用于眩晕耳鸣、血虚便秘等症；女贞子既善于补益肝肾，又能清虚热，尤其对肝肾亏损、虚热内生的证候疗效显著。

（1）具代表性的药茶：人参胡桃饮。

（2）具代表性的药酒：①鹿茸酒；②二至桑椹酒。

3. 健脾养胃

陈皮和胃降逆、理气健脾；牛奶味甘，性平、微寒，归肺胃二经，具有益气养血，益胃润肺之功效；茯苓，性微温，暖胃散寒，还可除腻消食、振奋精神；炒米仁、莲子益气健脾、和胃止泻；粟米、黄豆补肾固元；绿豆、赤小豆渗湿利尿；芝麻养血生精、补益肝肾；茶叶利尿渗湿，以助脾运化水湿；干姜、花椒、小茴香温中散寒、行气止痛；白术、薏苡仁、扁豆渗湿止泻，并有健脾益胃之功。

（1）具代表性的药茶：①酥油茶；②健脾止泻茶。

（2）具代表性的药酒：八仙酒。

4. 平肝宁心

决明子既能清肝明目，又能润肠通便，现代临床又多用于治疗高脂血症；酸枣仁是鼠李科酸枣属植物酸枣成熟干燥后的种子，归肝经、心经，安神定志、养肝敛汗，主要用于治疗虚烦失眠，体虚自汗、盗汗；罗布麻为一种具明显降压作用，可用于保健食品的药品，临床观察发现其具有平肝、泻火、降压、强心、利尿的作用，以肝火上炎、肝阳上亢所致的眩晕头痛与高血压病、高脂血症、心脏病、神经衰弱为主要适应证。

（1）具代表性的药茶：决明罗布麻茶。

（2）具代表性的药酒：归脾养心酒。

5. 降脂减肥

何首乌具有降脂减肥的功效；泽泻利湿活血；丹参活血调经，凉血消痈，养血安神。

（1）具代表性的药茶：降脂减肥茶。

（2）具代表性的药酒：天麻首乌酒。

6.乌发养颜

何首乌有延缓衰老、乌须黑发、降血脂、抗动脉硬化、提高免疫功能、促进蛋白质合成、清除生物体代谢废物等作用。

(1)具代表性的药茶：首乌益发茶。

(2)具代表性的药酒：首乌地黄酒。

(二)特殊功效

1.活血祛瘀

三七可化瘀止血、活血定痛，主要适用于因瘀血内阻而致的疼痛及出血倾向者。红花具有活血通经、散瘀止痛的功效，主治闭经、痛经、恶露不行、症瘕痞块、跌打损伤、疮疡肿痛，一向为妇科大夫所推崇，凡瘀滞之病证，无论是经带胎产，还是杂病，均可应用。益母草，性凉、微温，善入肝经血分以活血祛瘀，专用于调经通经。

(1)具代表性的药茶：益母草红糖茶。

(2)具代表性的药酒：①跌打伤科药酒；②红花苏木酒。

2.强身止痛

杜仲味甘，性温，归肝经、肾经，可补肝肾、强筋骨，主要用于治腰脊酸疼、足膝痿弱、下肢乏力、小便余沥、阴下湿痒。

(1)具有代表性的药茶：杜仲香茶。

(2)具代表性的药酒：①杜仲酒；②虎骨酒。

3.消积化食

山楂中含有解脂酶，可以用来消解乳食和肉食，降脂减肥；麦芽由于含有淀粉酶，故有消食的作用；神曲为酵母制剂，因此有促进消化的作用；厚朴温中行气降逆，可用于多种原因所致的胸腹饱胀、大便秘结或臭秽等症的治疗；大黄又称"将军"，临床可用于积食重症、食积团块且大便秘结不通的治疗。

(1)具代表性的药茶：①山楂麦芽茶；②甘露茶。

(2)具代表性的药酒：厚朴将军酒。

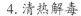

4.清热解毒

马齿苋可清热解毒，多用于治痢疾与泄泻；槟榔既可清热解毒，行气导滞，以除里急，又能燥湿止泻；黄柏、黄连、栀子皆为清热解毒常用药品，能通泄上、中、下三焦之火。

（1）具代表性的药茶：马齿苋槟榔茶。

（2）具代表性的药酒：连柏栀子酒。

第三节　药茶与药酒的注意事项及前景展望

药茶和药酒的发展十分迅速，在互联网急速发展及消费水平不断提高的背景下，把握营销策略是产品拓宽市场的关键。

一、药茶与药酒的注意事项

（一）药茶的注意事项

1.不同人群对药茶的禁忌

（1）清热类药茶：苦寒伤阳，忌用于阴寒内盛，隔阳于外，阴阳寒热格拒而致的真寒假热证，或阳气亏损、脾胃亏虚的患者。

（2）解表类药茶：忌用于自汗、盗汗或出汗太过的患者；忌用于脏腑病变且病情较深的患者；忌用于失血、淋病或麻疹好转即将恢复的患者；忌用于长期患有化脓性皮肤病或虚证水肿如肾虚、心虚、肺虚水肿，或热病后期津液亏虚的患者。

（3）祛痰、镇咳、平喘类药茶：燥烈、刺激性强的化痰药，忌用在咯血及其他出血倾向者。对麻疹初起时出现的咳嗽，一般不宜使用止咳类药茶，以免助热或敛邪不出，影响麻疹的好转。

（4）温里类药茶：忌用于真热假寒证或阴液亏损、亡血之证。

（5）安神类药茶：多为对症治疗之品，尤以矿石类重镇安神药为主，其中朱砂、琥珀、磁石等药物的毒性最为突出，忌久服。

（6）健胃消食类药茶：多生效缓慢，但有耗气之弊，故气虚盛而无积滞者忌用。

（7）利水渗湿类药茶：易耗气伤阴，阴虚津亏血燥及气虚甚者忌用。

（8）祛风湿类药茶：部分祛风湿药辛温性燥，易伤阴耗血，故阴虚血亏者慎用。

（9）滋补类药茶：忌用于邪实正不虚者，如便秘患者、肿瘤患者。

（10）活血化瘀类药茶：忌食寒凉厚腻之食品，孕妇禁用，女性月经期慎用。

（11）理气类药茶：多辛温香燥，易耗气伤阴，故气阴两虚甚者宜忌服。

2.饮药茶期间其他饮食的禁忌

（1）服药茶时忌食生、冷、油腻、辛辣刺激的食品。

（2）有疮疡肿毒、痛风和皮肤病的患者，忌食鱼、虾、蟹和羊肉、牛肉；水肿患者忌盐。

（3）服药期间忌浓茶和绿豆汤。因为浓茶里含的鞣酸较多，大多数药物的有效成分与浓茶中的鞣酸可发生沉淀反应，从而影响吸收；而绿豆具有抵消药物疗效的作用，故不宜与药茶同服。

3.饮茶的其他禁忌

（1）忌饮霉变、烟焦、串味的药茶。

（2）忌冲泡时间太久。

（3）忌冲泡次数过多。

（4）茶叶忌嚼食。

（5）避免空腹饮茶。

（6）忌浓茶。

（二）应用药酒的注意事项

1.内服药酒的注意事项

（1）在服用药酒时，应注意药酒是否有变质、被污染等异常现象和有无异味。出现污染、变质则不能饮用。

（2）饮用药酒宜使用固定的容器，以便掌握饮用剂量。

（3）饮用药酒以秋冬季节为宜，夏日高温，不宜饮用药酒等温热火燥之品，如需饮用则需减量。春季春阳初生，万物萌发，春气所攻则精神昏倦、宿病发动，可适当减少饮用量或停饮。

（4）不宜长年服用。若饮用时间过长，会影响人体新陈代谢，造成蛋白质丢失。因此，在饮用药酒时应常吃鱼、肉、蛋之类的食物，以补充蛋白质。

（5）老年人服用药酒，应特别注意饮用后有无不良反应，如易醉、胃肠不适、呕吐、眩晕、心跳加快、血压波动等现象。如有上述不良反应，则应在医生指导下饮用或停用药酒，或者调整药酒配方。

（6）服用药酒后，应禁服其他药物，尤其应禁服西药。以防止因酒精的作用而增加药物的不良反应，或出现其他不良反应。

2. 外用药酒的注意事项

（1）用外用药酒按摩时，手法宜先轻后重，临近结束时再逐渐减轻按摩力度。

（2）在软组织损伤的 2 天内，不宜用药酒按摩，因为此时患处局部出血、肿胀严重，此时再用力按揉，会加重红肿、灼痛症状。

（3）用药酒按摩推拿时不要直接按摩骨凸部，以免损伤骨面的软骨组织和骨膜组织而加重病情。

（4）药酒按摩疗法不宜用于新鲜的骨折、关节脱位、骨裂及表皮损伤处。对心脏、肝脏、肺脏、肾脏有严重疾病的患者不应该使用该治疗方法。

（5）对骨肿瘤、骨结核、软组织化脓性感染等患者，只可在疼痛较重处涂抹药酒，不可推拿重压，以免使病变扩散。

二、药茶与药酒的前景展望

（一）药茶与药酒的发展现状

1. 药茶的发展现状

自 17 世纪初，中国茶叶开始运销欧洲，开创了走向世界的新纪元。而后，经济的快速发展，旅游业的兴盛和生活节奏的加快，都在一定程度上推广了药茶。如何广泛地开发药茶和开发药茶市场，是摆在我们面前的一大课题。

2.药酒的发展现状

截至 2022 年,国内药酒企业已达 5000 家。但相较于药茶的发展来说,药酒产业市场乱象丛生。如何对药酒进行正确的诠释,就显得尤为重要,把主要精力放在发展保健酒上,才能使药酒市场获得更大的增长空间。

(二)药茶的发展前景

1.时行药茶的不足之处

现代药茶产业的重心不再是开发治疗疾病的药茶,并且我国保健茶产品的质量良莠不齐。许多商家盲目攀比,在不具备提取和生产技术的情况下,仓促上马,导致产品的功效远不及标准。

2.汲取古法药茶优势

古人用低于沸点的开水冲泡药茶,该法能够保全药茶的有效成分,可充分发挥其治疗效果;另外,古人在药茶中通常不加任何矫味剂,药茶剂量也因人因病而异。这都是现代药茶制造技术需要汲取提升之处。

(三)药酒的发展前景

1.时行药酒的不足之处

(1)对药酒的生产销售缺乏强有力的监管和引导。

(2)自制药酒的质量存在安全隐患,大多是"三无"产品,且为追求暴利,很大程度上可能会使得生产药酒所用的酒和药材质量不合格,药材的理化性质、药酒产品的卫生质量堪忧。

2.药酒发展趋势

(1)随着人均收入不断增加,物质条件日益富足,人们开始追求健康的高品质生活。因此,部分更具有养生功效、口味更佳的产品渐渐得到了消费者的喜爱。

(2)完善药酒检验标准,加强药酒监管。

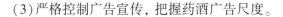

（3）严格控制广告宣传，把握药酒广告尺度。

（四）药茶和药酒在现代营销模式下未来的发展思路

（1）明确药酒、药茶成分，加强基础科学研究。

（2）深挖制造工艺，丰富产品货架形式。

（3）创新营销思路，加大市场推广力度。

参考文献

[1] 程芬, 王盛民, 杨长花, 等. 半夏膨化品与生品多糖含量比较研究[J]. 安徽农业科学, 2015, 43(12): 195-196, 229.

[2] 王琴, 白卫东, 梁红, 等. 微波膨化银杏脆片的工艺研究[J]. 食品工业科技, 2002, 23(6): 50-51.

[3] 胡世林. 中国道地药材[M]. 黑龙江科学技术出版社, 1989.

[4] 单峰, 黄璐琦, 郭娟, 等. 药食同源的历史和发展概况[J]. 生命科学, 2015, 27(8): 1061-1069.

[5] 张婷. 新发展阶段的大食物观: 科学内涵, 理论进路与现实向度[J]. 理论月刊, 2023 (3): 14-23.

[6] 高磊, 于欣水, 雷晓光. 天然产物生物合成: 探索大自然合成次生代谢产物的奥秘 [J]. 大学化学, 2019, 34(12): 45-53.

[7] 江鸿. 转基因技术安全性分析及防范措施[J]. 吉林广播电视大学学报, 2016(2): 133-134.

[8] CHUNG S Y, CHAMPAGNE E T. Allergenicity of Maillard reaction products from peanut proteins[J]. J Agric Food Chem, 1999, 47(12): 5227-5231.

[9] 王莉, 孙玉梅, 刘英新. 发酵性丝孢酵母(Trichosporon fermentans)发酵产油脂的研究 [J]. 工业微生物, 2007, 37(1): 39-42.

[10] 于泽, 张凯淇, 肖洋洋, 等. 食品中单增李斯特菌检测进展[J]. 中国食品添加剂, 2021, 32(08): 151-160.

[11] KIM S, KIM J, YUN E J, et al. Food metabolomics: From farm to human[J]. Current Opinion in Biotechnology, 2016, 37: 16-23.

[12] 赵志晶, 刘秀梅. 大肠杆菌O157多克隆抗体及食品中双抗ELISA测定方法的研究 [J]. 卫生研究, 2003, 32(6): 606-609.

［13］于继男，薛璐，鲁晓翔，等.温度驯化对蓝莓冰温贮藏期间生理品质变化的影响［J］.食品科学，2014，35（22）：265-269.

［14］李翠红，魏丽娟，李长亮，等.流态冰预冷近冰温贮藏对西兰花贮藏品质的影响［J］.甘肃农业科技，2022，53（9）：52-57.

［15］李莎莎.冷藏条件对鸡肉品质影响及豌豆蛋白对其凝胶特性改善［D］.河南科技学院，2020.

［16］张翠英，王存林，莫志玲，等.生晒参膨化炮制实验研究［J］.时珍国医国药，2008，19（7）：1670-1672.

［17］薛军.莲子粉加工工艺与应用研究［D］.江南大学，2007.

［18］程芬.膨化技术对半夏浸出物含量影响研究［J］.亚太传统医药，2015，11（18）：13-14.

［19］金征宇.挤压膨化与后添加技术在饲料工业中的应用（1）［J］.饲料广角，2005（23）：31-34.

图书在版编目(CIP)数据

药食同源技术与智造 / 肖作为主编. —长沙：
中南大学出版社，2023.8
　ISBN 978-7-5487-5349-0

　Ⅰ.①药… Ⅱ.①肖… Ⅲ.①食物疗法－食谱
Ⅳ.①R247.1②TS972.161

中国国家版本馆 CIP 数据核字(2023)第 076902 号

药食同源技术与智造
YAOSHI TONGYUAN JISHU YU ZHIZAO

肖作为　主编

□出 版 人　吴湘华
□责任编辑　王雁芳
□责任印制　唐　曦
□出版发行　中南大学出版社
　　　　　　社址：长沙市麓山南路　　　　邮编：410083
　　　　　　发行科电话：0731-88876770　　传真：0731-88710482
□印　　装　长沙创峰印务有限公司

□开　　本　710 mm×1000 mm　1/16　□印张 13.5　□字数 233 千字
□版　　次　2023 年 8 月第 1 版　　　□印次 2023 年 8 月第 1 次印刷
□书　　号　ISBN 978-7-5487-5349-0
□定　　价　68.00 元

图书出现印装问题，请与经销商调换